Die „Monographien aus dem Gesamtgebiete der Neurologie und Psychiatrie" stellen eine Sammlung solcher Arbeiten dar, die einen Einzelgegenstand dieses Gebietes in wissenschaftlich-methodischer Weise behandeln. Jede Arbeit soll ein in sich abgeschlossenes Ganzes bilden. Diese Vorbedingung läßt die Aufnahme von Originalarbeiten, auch solchen größeren Umfanges, nicht zu.

Die Sammlung möchte damit die Zeitschriften „Archiv für Psychiatrie und Nervenkrankheiten, vereinigt mit Zeitschrift für die gesamte Neurologie und Psychiatrie" und „Deutsche Zeitschrift für Nervenheilkunde" ergänzen. Sie wird deshalb deren Abonnenten zu einem Vorzugspreis geliefert.

Manuskripte nehmen entgegen

aus dem Gebiete der Psychiatrie:	Prof. Dr. H. W. GRUHLE Bonn, Nervenklinik
aus dem Gebiete der Anatomie:	Prof. Dr. H. SPATZ Gießen, Friedrichstr. 24
aus dem Gebiete der Neurologie:	Prof. Dr. P. VOGEL Heidelberg, Voßstr. 2.

MONOGRAPHIEN AUS DEM GESAMTGEBIETE DER NEUROLOGIE UND
PSYCHIATRIE

HERAUSGEGEBEN VON

H. W. GRUHLE-BONN · H. SPATZ-GIESSEN · P. VOGEL-HEIDELBERG

HEFT 78

WAHRNEHMUNGSSTÖRUNG UND KRANKHEITSERLEBEN

PSYCHOPATHOLOGIE DES PARKINSONISMUS UND VERSTEHENDE PSYCHOLOGIE BEWEGUNGS- UND WAHRNEHMUNGSGESTÖRTER

VON

PROFESSOR DR. HANS JACOB

OBERARZT DER PSYCHIATRISCHEN UND NERVENKLINIK, HAMBURG

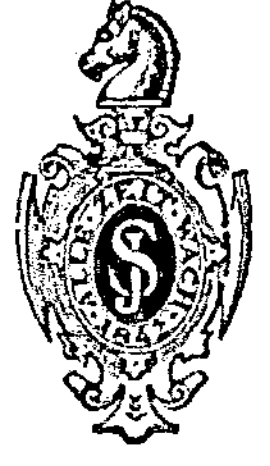

SPRINGER-VERLAG

BERLIN · GÖTTINGEN · HEIDELBERG

1955

ISBN-13: 978-3-540-01945-9   e-ISBN-13: 978-3-642-94657-8
DOI: 10.1007/978-3-642-94657-8

BRÜHLSCHE UNIVERSITÄTSDRUCKEREI GIESSEN

Vorwort.

Im Vorliegenden wird der Versuch gemacht, anhand von Selbstschilderungen
extrapyramidal Erkrankter (postencephalitischer Parkinsonismus und Paralysis
agitans) in die „Innensyndromatik" der Betroffenen Einblick zu gewinnen.
Dieser Versuch ist keineswegs neu: HAUPTMANN, GOLDSTEIN, MAYER-GROSS und
STEINER, BÜRGER-PRINZ und MAYER-GROSS, DORER und BERINGER u. a. gingen
ähnliche Wege. Der Verfasser selbst hat auf gleichem Gebiete und anderem
Felde mit derselben Methodik gearbeitet. Die entscheidenden Anregungen für
einen neuerlichen Versuch kamen jedoch von anderer Seite. Die nicht unerheb-
liche Ausweitung und Anreicherung an Kenntnisgut im Bereich der Wahr-
nehmungspsychologie und der Bewegungslehre vermittelt uns heute ein Rüst-
zeug, das uns instand setzt, sonst unverständlich bleibende Zusammenhänge in
bezug auf „Innen"- und „Außen"symptomatik zu klären und zu deuten.
Zudem werden anthropologische Ansätze und Fragestellungen aus soziologischen
Gebieten für unser Problem von Bedeutung. In dieser Hinsicht sind wir nicht
nur den zitierten Autoren verpflichtet.

Wenn man die von BERINGER publizierte Selbstschilderung eines an Paralysis
agitans erkrankten Arztes liest, wird sehr eindrücklich, daß wir von einem tieferen
Einblick in das Innenfeld der Krankheit noch recht weit entfernt sind. Das zu
vermitteln ist auch diesem Patienten nur recht bedingt gelungen. Um so mehr
sind wir beeindruckt, wenn wir von ihm hören: „es gehört zu den Besonderheiten
der Krankheit, daß bei den ärztlichen Visiten ...gerade diejenigen Symptom-
gruppen, die daran schuld sind, daß das Erleben der Krankheit so qualvoll ist,
nicht zu erfassen und festzustellen sind" und etwas später: „...aber von den
pathologischen Erscheinungen, die für das Erleben der Krankheit entscheidend
sind, merken sie (die Ärzte) schon deshalb nichts, weil der Faktor ‚Qual' nicht
nur an das einzelne Symptom an sich, sondern mehr noch an die Kombinationen
der Symptome und vor allem an die Art, wie diese Symptome und Symptom-
kuppelungen sich fast pausenlos aneinanderreihen, gebunden ist". Von dem
peinlichen Eindruck, den dieses Urteil eines erkrankten Kollegen hinterläßt,
wird man sich nur durch erneute Versuche, Einblick in die Krankheit „von innen"
zu gewinnen, lösen können. Einen solchen Versuch stellt — wie gesagt — das
folgende dar. Die aus unseren Eigenberichten zu erhebenden „Erlebnisbefunde"
erlauben, neben eine „objektive" Betrachtungsweise, welche sich aus der Prü-
fung von Funktion und Leistung ergibt, eine „subjektive" erlebnisstrukturelle
zu setzen, welche sich aus den Selbstschilderungen der Betroffenen entnehmen
läßt. Es könnten auf den ersten Blick Bedenken aufkommen, wenn die Erlebnisse
unter rasch einsetzender Erkrankung — etwa im Falle extrapyramidaler Symptomatik während oder im unmittelbaren Anschluß an akut encephalitische

Vorgänge — gemeinsam mit denjenigen bei mehr chronischem Verlauf (post-encephalitischer „Spät"parkinson, Paralysis agitans) zusammengestellt werden. Wir hoffen jedoch, überzeugend darzustellen, daß es sich in Bezug auf die er-lebnispsychologischen und psychopathologischen Phänomene nicht so sehr um qualitative Unterschiede handelt; allenfalls um Intensitätsunterschiede.

Die Eigenschilderungen sprechen für sich selbst; der Verfasser hat lediglich indem er sie zusammenstellte und gruppierte, eine gewisse Regie geübt und jeweils Kommentare zu geben versucht.

Hamburg, Mai 1955   H. Jacob

Inhaltsverzeichnis.

I. Allgemeine Stellungnahme der Betroffenen gegenüber der Erkrankung (Selbsttäuschungen, Fehldeutungen, Motivbildungen).

Verfolgt man anhand von Selbstberichten die „subjektive" Symptomatik während der Frühstadien parkinsonistischer Verläufe, so trifft man nicht selten auf eine Fülle sehr bemerkenswerter Erlebnisse und auf verschiedene Formen individueller Krankheitsverarbeitung. Erfahrungsgemäß ist es rückblickend recht schwierig, den Krankheitsbeginn mit seiner Frühstsymptomatik bei solchen sich allmählich einschleichenden Prozessen zeitlich sicher zu datieren. Mitunter gelingt es, durch Beobachtungen seitens der Angehörigen manches objektiver zu stützen. Das aber ist naturgemäß weniger möglich, wenn sich das Krankheitsgeschehen im Anfang lediglich im subjektiven Erleben darstellt. Doch zeigen sich gerade in solchen Fällen mitunter recht eigentümliche Formen subjektiver Einstellung gegenüber der Krankheit und ihren einzelnen Symptomen, die für unsere Fragen Bedeutung gewinnen.

a) Identifizierungs- und Distanzierungsmechanismen während der Frühstadien.

Das wird zunächst aus den folgenden Eigenberichten deutlich.

Patient Da. berichtete uns aus einer Zeit — etwa 12 Jahre nach dem akuten encephalitischen Infekt, Jahre, in denen nur ab und zu passagere Krampfzustände in den Knien und mitunter „Lachkrämpfe" auftraten — folgende Erlebnisse: Beim Anlandgehen vom Dampfer in Malakka *ärgerte er sich darüber, daß er nicht den Mut fand,* über die schwankenden Bretter in ein Boot zu steigen. Er habe damals sich vor Frau und Kindern *geschämt, weil er sich feige und ängstlich vorgekommen sei.* Nicht etwa seine Unsicherheit — wie es späterhin der Fall war — sei ihm gegenwärtig gewesen, vielmehr seine *Feigheit und Angst.* Auf einem Foto dieser Zeit fiel der Ehefrau auf, „daß er seine Arme so hilflos hielt". Einige Zeit später wunderte er sich, daß er während einer Bergtour in Gesellschaft immer als der Letzte zurückblieb, obwohl er durchaus das *Gefühl hatte, sich genau so wie früher zu bewegen* und vorwärts zu schreiten. Damals *machte er sich Vorwürfe über sein Versagen und Gedanken darüber, daß er „schlechter zu Fuß sei"* als sonst. Anläßlich eines Urlaubes an der See machten ihn die Badegäste darauf aufmerksam, daß er sehr langsam schwimme und den Kopf auffällig tief im Wasser halte. Ihm selbst war dies nicht bewußt geworden. Jahre später mußte er sich wegen eines Schreibkrampfes in Behandlung begeben.

Aus der Selbstschilderung eines Patienten von MAYER-GROSS und STEINER ergibt sich, daß er vorübergehende „Weinkrämpfe" damit *erklärte, „daß er sich nicht mehr wie früher beherrschen konnte".*

Patient Ha. schilderte, es habe damit begonnen, daß ihn seine Berufskollegen wegen seiner schlechten Haltung gehänselt hätten. Er sei sich dessen nicht bewußt gewesen, habe mit ihnen noch darüber gelacht, später aber im Spiegel entdeckt, *daß „der Vorwurf" tatsächlich berechtigt gewesen sei.*

Patientin Li. entschuldigt sich wegen unvermittelt einsetzendem Lidschluß: *„das ist so eine dumme Angewohnheit von mir".* Sie berichtet, daß sie beispielsweise während eines Vortrages oder einer Predigt nach einiger Zeit nicht mehr recht folgen könne, sie müsse dann die Augen schließen, *„weil" sie ermüde.*

Hierher gehört auch ein Bericht von BERINGERs Patient: (Sprechstörung) „es bestand bei mir von jeher die Neigung zum Versagen der Stimme unter psychischen Einflüssen und schon Jahre vor dem Auftreten des Parkinsonismus bestand *eine Schwäche der Stimme, die wohl durch jahrelanges übermäßiges Stenogrammdiktieren zustande gekommen ist".*

Der Patient von MAYER-GROSS und STEINER äußerte hinsichtlich der Anfälle von Zwangsweinen: „daß er weinen mußte, schiebt er darauf, *daß er sich nicht mehr wie früher beherrschen konnte*".

Ähnliches kann man Berichten entnehmen, die mitunter choreatisch Erkrankte über Frühstadien geben. So etwa wurde von den Eltern eines 12jährigen, an Chorea minor erkrankten Mädchens berichtet, daß sie nervös, fahrig und zappelig geworden sei. In ihrer Zappelei habe sie eines Tages bei Tisch mit ihrem Suppenlöffel in den Teller ihres Vaters gelangt und *sei wegen dieser „Ungezogenheit" gescholten worden*, was ihr selbst als berechtigt erschien.

Offenbar können sich initiale Tonus-, Haltungs- und Bewegungsstörungen extrapyramidalen Charakters dem Betroffenen insofern auf eine besondere Art darstellen, als sie zunächst weder als „krankhaft" noch als „ichfremd" erlebt werden. Selbst innerhalb eines Krankheitsstadiums also, in dem bereits allgemeinbiologische Adaptierungen des Gesamtorganismus an die Extrapyramidalstörungen in Gang gekommen sind, scheinen Krankheitsbewußtsein und -einsicht nicht immer notwendig gegeben. In erster Linie wird der veränderte Leistungseffekt im Vergleich zu früherem Leistungsvermögen oder mit demjenigen anderer erlebnismäßig bewußt. Selbst dann, wenn der Betroffene von seiner Umgebung auf seine Verhaltensänderung aufmerksam gemacht wird, werden die Störungen nicht als „krankhaft", sondern als „eigenbezogen" im Sinne eines Verhaltens unmittelbar aus und zu sich selbst erlebt. Nicht das Gefühl, krank zu sein, sondern der unmittelbare Selbstvorwurf über die eigene Ängstlichkeit, Feigheit, Haltschwäche, eigenverschuldetes Versagen oder Sichgehenlassen, Ermüdung oder „dumme Angewohnheiten" taucht auf. *Solche Identifizierungsvorgänge stellen also echte Selbsttäuschungen dar, die zunächst kein Krankheitsbewußtsein aufkommen lassen.* Erst mit der Ausweitung der Symptomatik und unter zunehmender Behinderung — vielfach erst dann, wenn die Angehörigen oder der Arzt entsprechende Hinweise geben — kann das „Kranke" im Sinne einer gewissermaßen „zweiten Unmittelbarkeit"[1] erlebt werden. Nunmehr erst verhält sich der Betroffene über die als krankhaft erkannten Phänomene zu sich selbst. Während dieses *Distanzierungsvorganges* können zusätzlich im folgenden zu besprechende Verarbeitungsmechanismen in Gang kommen, die das gesamte Krankheitsgeschehen sekundär pathoplastisch zu gestalten vermögen. Insofern unterliegt der extrapyramidal Erkrankte den gleichen Gesetzen, wie sie für manche andere, vor allem chronische Krankheit allgemeingültig erscheinen. „Auf dem Umwege über die Erkrankung des Leibes" verhält er sich „auf besondere Weise zu sich selbst, und die Art dieses Verhältnisses geht in die Krankheit ein als ein sie potenzierender oder depotenzierender Faktor" (v. GEBSATTEL).

b) Identifizierung und Transponierung subjektiver Sensationen.

Im Verlaufe solcher Identifizierungen mit der eigenen Krankheitssymptomatik kann sich das subjektive Äquivalent der objektiven Störung extrapyramidaler Mechanismen erlebnismäßig zunächst an anderem entfernterem Orte darstellen. Dafür sprechen folgende Beispiele:

Patientin Ku. berichtet, daß sie zwar frühzeitig ein Steifigkeitsgefühl im Gesicht bemerkt habe, „*ich dachte*, die Haut wäre spröde". Wohl habe sie sich in den Bewegungen gehemmt gefühlt, aber „*ich hatte Rückenschmerzen und dachte, es läge daran*".

---

[1] In Abwandlung eines von SÖREN KIERKEGAARD geprägten Begriffes.

Patient Hof., der Jahre vor Beginn seines Altersparkinsonismus an Magenulcusbeschwer-
den litt, berichtete seinem Arzt, daß er gekrümmt gehe, *um sich durch diese Schonhaltung
seine Beschwerden zu erleichtern.* Späterhin korrigierte er diese Begründung, da er einsah,
daß nennenswerte Magenschmerzen nicht bestanden.

Patient v. Bi., der nach einem initialen depressiven Verstimmungszustand zunehmend
an einem Torticollis auf postencephalitischer Grundlage erkrankte, „erklärte" das Zustandekommen von rhythmischen Hyperkinesen und Schnauzbewegungen im Bereich der Mund-
partie folgendermaßen: „*Ich habe ein Spannungsgefühl in der rechten Seite, deshalb bewege
ich meinen Mund,* dann wird es leichter und erträglicher." Auch zwangsartige Mechanismen,
die er laufend produzierte, beispielsweise Satzwiederholungen, aber auch das mehrfache
Lesen ein und derselben Zeile oder Wiederholungsdenken, „begründete" er damit, daß das
Spannungsgefühl der linken Seite dann nachlasse", er verschaffe sich damit gewissermaßen
Erleichterung.

Auf Ähnliches machten MAYER-GROSS und BÜRGER-PRINZ erstmals aufmerksam: In den
ersten Jahren nach der Erkrankung erschien beispielsweise die Palilalie „mit keiner festen
umschreibbaren Erlebnisform" verknüpft. Nach dem Eigenbericht lief der Mechanismus
anfänglich „einfach an ihm ab". Später hingegen wurde geäußert: der Satz lag auf der
Zunge, ich wußte, was ich sagen wollte, aber die Zunge ging nicht mit, sie war wie ein Blei-
klumpen, bis sie auf einmal frei war". Nach einiger Zeit wurde demgegenüber berichtet:
„*weil die Zunge schwerer geht, sage ich es mehrmals,* ich sprach vielleicht undeutlich".

Hierher gehört auch eine Beobachtung von ZINGERLE an einem Kranken, der unter
iterierenden Hyperkinesen der Mund- und Zungenmuskulatur litt und dabei subjektiv das
Gefühl hatte, *daß „die Zunge zu lang sei".*

Eine unserer Patientinnen, Sa., berichtete, daß sie zuzeiten, vor allem, wenn sie ruhig sitze,
ein *Zittern der Gegenstände an der Wand* oder der Parkettafeln am Boden verspürt habe;
es sei kein eigentlicher Schwindel, so doch unangenehm gewesen. Hier hatte sich der damals
schon bestehende *Kopftremor* erlebnismäßig zunächst im optischen Bereich dargestellt.

Auch diese Eigenberichte besagen zunächst, daß die in Gang gekommenen
Extrapyramidalstörungen (Haltungsverfall, Tonussteigerung, Hyperkinesen, Tremor) als solche nicht im Sinne der Ichfremdheit und Krankhaftigkeit erlebt
werden. Sie stellen sich vielmehr subjektiv als eigenbewirkte Schonhaltungen
oder Abwehrreaktionen dar. Das subjektive Krankheitserleben im engeren
Sinne transponiert sich stattdessen an dem gewissermaßen „falschen", „nicht
erkrankten" und „entfernten" Ort (Hautsensationen, Magenbeschwerden usw.),
während sich die krankhaften Bewegungs- und Haltungsstörungen für den
Betroffenen „resubjektivieren", indem sie als aktiv-selbstbewirkt und nicht
krankheitsbedingt erlebt werden. Eine andere Möglichkeit ist damit gegeben,
daß die tonisch-motorischen Eigenempfindungen erlebnismäßig durch optische
Registrierung hintangehalten werden. Die Störung überträgt sich im subjektiven
Erleben wiederum in ein „entferntes" Sinnesfeld. Das optische Zittern „verdrängt" die eigenmuskulären Sensationen beim Kopftremor. Schließlich kann das
Erleben „krankhafter" Zungenhyperkinese vermittels phantomartiger lokaler
Schemastörungen „verdrängt" werden. Wenn wir von solchen Übersetzungsmöglich-
keiten und Verschiebungsmechanismen im subjektiven Erleben hören, liegt es sehr
nahe, das vielgestaltige Gesamt anderer, nicht recht objektivierbarer Beschwerden
auf diesen Sachverhalt hin zu prüfen.

Es gehört zu einer sehr alten Erfahrung, daß den objektivierbaren extrapyramidalen
Störungsmechanismen eine Fülle wechselnder subjektiver Beschwerden vorangehen kann,
die von den Betroffenen „meist nicht recht präzisiert werden können" (LEWY). Das ergibt
sich keineswegs selten aus den Anamnesen von Paralysis agitans-Kranken und postencephalitischen Parkinsonisten. Neben unvermittelten paraesthetischen Empfindungen (Ameisen-
laufen, Jucken, Brennen, taubes Gefühl, Gefühl des Eingeschlafenseins oder Abgestorben-
seins) wird über thermische Sensationen („es brennt, als ob kochendes Feuer innerlich wäre"

(MENDEL)] als Frühsymptom berichtet (ZINGERLE, BRUNS, OPPENHEIM). Bereits CHARCOT hatte über nicht seltene „rheumatoide" Beschwerden (neuralgische Sensationen von anfallsartigem Charakter) als Initialsymptomen berichtet. Hin und wieder lokalisierten sich die Sensationen in Magen, Epigastrium oder in die Gallenblase („drückende Schmerzen in der Magengegend", „Gefühl von Zusammendrücken im Epigastrium", „Gürtelgefühl") (MENDEL, GRAWITZ, WOLLENBERG, BOURNEVILLE, v. GORSKI, OPPENHEIM). Schließlich wird über quälendes Unbehagen in den Gliedern, Ermüdungsgefühle in den Muskeln oder über vasomotorische Erscheinungen geklagt. Man sprach oft vom „psychogen-hysterischen Charakter" solcher Empfindungsstörungen, da es nie gelang, hierfür eine objektive Entsprechung zu fassen. LEWY wies auf seltene Herabsetzungen für alle Qualitäten und auf vereinzelt objektivierbare Hyperästhesien oder -algesien hin.

Der Unbestimmtheitscharakter, die mangelhafte Objektivierbarkeit und das fehlende „Substrat" für die genannten Beschwerden lassen sehr daran denken, daß manches von solchen Sensationen auf derartige Übersetzungs- und Verschiebungsvorgänge oder Verdrängungsmechanismen unter dem Überdruck von Identifizierungstendenzen zurückzuführen ist. Das wird allerdings nur anhand von Individualanamnesen bzw. Analysen des Einzelfalles näher aufgedeckt werden können. Jedenfalls gilt es, das Wechselspiel von identifizierendem und distanzierendem Verhalten mit seinen Gesetzmäßigkeiten gerade für die Deutung subjektiver Beschwerden zu beachten. Die Vielschichtigkeit der Bezüge zwischen subjektiven Sensationen und Störungsort der objektiven Symptome wird jedoch noch aus einer weiteren Erfahrung ersichtlich. Wir denken hierbei an den vielfach so bemerkenswerten zeitlichen Zusammenhang zwischen subjektiven und objektiven Symptomen.

c) Entwicklung „objektiver" Extrapyramidalsymptomatik aus subjektivem Initialempfinden.

Anscheinend können gewisse eigenkörperliche Sensationen, die gemeinhin mit objektiv greifbaren Rigor- und Tremorzuständen eng verbunden zu sein pflegen, bereits in Krankheitsstadien auftauchen, in denen von einer objektivierbaren Rigor- und Tremorsymptomatik kaum oder gar nicht die Rede sein kann. Die subjektiven Sensationen eilen also gewissermaßen den objektivierbaren Vorgängen voraus. Daß sich während der Anfangsstadien lediglich subjektive Spannungsempfindungen örtlicher oder allgemeiner Art — jedenfalls in lokaler Zuordnung zur Muskulatur — einstellen können, ist von vielen Untersuchern immer wieder bestätigt worden (MENDEL, TROUSSEAU, BÊCHET, COMPIN, ALQUIER, MAILLARD). Hinsichtlich des Tremors aber werden Eigenberichte besonders bemerkenswert, die erkennen lassen, daß aus einem Gefühl „inneren Vibrierens" oder dauernden „innerlichen Klopfens und Hämmerns" gleichsam unvermittelt oder im Laufe der Zeit objektive Tremorphänomene an Kopf und Gliedern realisiert werden können.

LAMY hatte über Kranke berichtet, die zuzeiten, als der Tremor objektiv „kaum merkbar" wurde, von einem dauernden „inneren Vibrieren" sprachen.

Unsere Patientin Sa. klagte über ein anhaltendes inneres Klopfen und Hämmern im ganzen Körper, das schon seit Jahren bestehe; nur hin und wieder, wenn es ganz stark werde, vor allem auch, wenn sie ruhig dasitze, beginne der Kopf „mitzuzittern".

Ein von MAYER-GROSS und STEINER untersuchter Patient berichtet: Auch wenn es nicht zittert, leide ich dauernd unter dem unangenehmen Gefühl: „etwa, wie wenn man lange im Theater oder Eisenbahnabteil sitzt und nicht weiß, wo man seine Beine lassen soll".

Wollenberg hatte darauf hingewiesen, daß die Propulsionsstörungen bereits zu einer Zeit bestehen können, da die Körperhaltung nur wenig verändert und der Rigor wenig ausgeprägt sei.

Die Berichte beleuchten nicht nur die Beziehungen und insbesondere das zeitliche Nacheinander von subjektiver und objektiver Symptomatik. Sie geben zugleich eine besondere Darstellung des inneren Zumuteseins unter der Einwirkung dieser besonderen Phänomene. Wir werden hierauf noch einmal zurückkommen müssen. Vorerst kam es uns auf den Hinweis an, *daß anfängliche, im inneren Erleben repräsentierte Vorgänge im Laufe der Zeit — unvermittelt oder allmählich — zu äußerer Darstellung gelangen können.* Ein solches Übergreifen vom Innenfeld („subjektiv") auf das Außenfeld („objektiv") der Krankheit kennzeichnet sich in örtlich-räumlicher Hinsicht auf eine besondere Weise. Nicht selten scheinen sich nämlich mehr allgemeine und diffuse Innensensationen lediglich partiell nach außen hin zu verwirklichen. So etwa, wenn bei unserer Patientin unter der Zunahme des inneren Klopfens und Hämmerns im ganzen Körper ein isolierter Kopftremor — gewissermaßen als pars pro toto — zu äußerer Darstellung kam. Aus einer von M. Dorer mitgeteilten Selbstschilderung ergeben sich ähnliche Zusammenhänge im Verlaufe eines langsamen Verlustes der Mitbewegungen.

„Eigenartiges Gefühl in den Armen. Sie hingen schwer herunter; ich wußte aus einem nervösen Gefühl heraus nicht, was ich mit ihnen anfangen sollte. Bald steckte ich sie in die Taschen, bald verschränkte ich sie auf der Brust. Jedenfalls war dies die Einleitung des Aufhörens der Begleitbewegungen der Arme beim Gehen." (Patient 35).

Die allgemein verbreitete krankhafte Störung im Innenfeld kann also der nach außen realisierten Organerkrankung vorausgehen und im weiteren Verlauf — trotz vorübergehenden Schwindens objektiver Symptome — „subcutan" bestehen bleiben. Zugleich erhält der Satz von Novalis „der ganze Körper erkrankt, wenn einzelne Organe erkranken" für die Extrapyramidalerkrankungen einen speziellen Sinn insofern, als hierbei allgemeine Störungen im Innenfeld der objektivierbaren und lokalisierbaren Symptomatik im Außenfeld vorangehen können. Ein solches Wechselspiel kann sich nun nach mancherlei Richtung erweitern. Wir werden hierauf bei der Besprechung der besonderen Zuordnung von Tremor und Rigor zurückkommen (S. 52).

d) Distanzierung unter Belastungssituationen.

Verfolgen wir die Entwicklung distanzierenden Verhaltens unter individuellen Umständen etwas näher, so findet sich eine Anzahl weiterer bemerkenswerter Erlebnisse. Offenbar kann es mitunter dann zu plötzlichen Umschlägen in distanzierendes Erleben und Verhalten kommen, wenn die Betroffenen sich stärkeren Belastungssituationen verschiedener Art ausgesetzt sehen. Wenn man auch tunlich jene komplizierten Verläufe außer acht lassen sollte, wie sie etwa im Falle unmittelbarer Entwicklung postencephalitischer Symptomatik aus der akuten Krankheitsphase oder aus der Rekonvaleszensschwäche stets unübersichtliche Verhältnisse bieten, so werden um so mehr Krankheitsentwicklungen im Anschluß an beeindruckende Affektsituationen (Schreck, Angst) Gemütsbewegungen (Kummer), besondere körperliche Strapazen (Überanstrengung, Ermüdung) oder an traumatische Einwirkungen beachtenswert. Das wird hin

und wieder in Eigenberichten von Paralysis agitans-Kranken oder Postence-
phalitikern berichtet. Unabhängig von der Frage prozeßauslösender oder
-verschlimmernder Faktoren interessieren wiederum die hierbei zu Tage tretenden
besonderen Erlebnisformen und -verarbeitungen.

MENDEL erwähnt 2 Paralysis agitans-Kranke, die nach Aufregung infolge Tod der Angehörigen vermehrt anhaltend zitterten. „So sagte die eine meiner Kranken aus, daß sie
durch die Depesche, welche ihr den Tod des Vaters mitteilte, sehr aufgeregt wurde, als sie
dann einen Brief schreiben wollte, merkte sie ein Zittern der rechten Hand; dies sei der
Beginn ihrer Krankheit gewesen."

Ein anderer Patient MENDELS bemerkte nach einer Brockentour Steifheit, Müdigkeit
und Schmerzen in beiden Knien. Steifheit und Nachziehen des linken Beines blieben zurück.

Ein Patient von ZINGERLE (1922) hingegen erlebte zum ersten Male in seinem Leben
anläßlich einer Bergpartie das Gefühl des „Höhenschwindels"; im Anschluß daran entwickelte
sich allmählich eine Steifigkeit im rechten Bein.

Man wird angesichts solcher Berichte daran denken müssen, daß sich bei
bereits bestehendem Leiden erst unter dem Druck psychischer und körperlicher
Belastungen der Umschlag in krankheitsdistanzierendes Erleben vollzog.
Etwas Ähnliches kann aber auch im Anschluß an oder besser mit Traumerlebnissen
zu Tage treten.

So berichtete MENDEL:

„Im Jahre 1900 träumte ich (damals 66 Jahre alt) sehr lebhaft, daß ein Hund auf mich
losstürzte; ich stieß ihn im Traum mit den Füßen zurück und fiel im Traum mit dem rechten
Arm auf die Erde. Seit dieser Nacht bemerkte ich ein Zittern des rechten Armes und so
entwickelte sich mein Leiden."

Soweit dieser kurze Eigenbericht eine Deutung erlaubt, wird man schließen
können, daß die Traumsensationen in ähnlicher Weise, wie die voran erörterten
Wacherlebnisse erstmals eine Distanzierung gegenüber der Krankheit bedeuten.
Eingehendere Explorationen unter Hinzuziehung objektiver Beobachtungen
seitens der Angehörigen zeigen bekanntlich nicht allzu selten, daß scheinbar
apoplektiform einsetzenden Abläufen Prodromalsymptome vorangehen, die vom
Betroffenen nicht bemerkt wurden (GAMPER). Es handelt sich dann lediglich
um schubförmige Vertiefungen oder Ausweitungen bereits bestehender Störungen,
die dem Betroffenen zugleich den entscheidenden Wandel im subjektiven
Krankheitserleben dartun können.

Entsprechendes kommt in den bekannten Angsttraumerlebnissen im Beginn
endogen-depressiver Verstimmungen zum Ausdruck, die in ihrer charakteristischen Symptomatik tagsüber noch nicht zum subjektiven Erleben gelangten.
Hierher gehören beispielsweise auch die Schwindelträume im Beginn von
Vestibulariserkrankungen u. a. m.

e) Distanzierung, Zwang und Wahn.

Schließlich sei in diesem Zusammenhang vorweggenommen, daß sich im
wechselnden Ablauf von Identifizierungs- und Distanzierungsvorgängen offenbar
günstige Bereitschaften für die Entwicklung subjektiv empfundener Handlungs-
zwänge ergeben können. Darauf hatten vor allem MAYER-GROSS und BÜRGER-
PRINZ hingewiesen: „das, was vorher einfach getan wurde, was der Patient
einfach ablaufen ließ, wird allmählich als wesensfremd und nicht ichgemäß,

nicht subjektiv motiviert erlebt, es wird objektiviert, gegenübergestellt und betrachtet und immer mehr zwangsfähig". Das wurde am Beispiel chronisch encephalitischer Verläufe bei Jugendlichen aufgezeigt, wobei es zu Wandlungen im subjektiven Erleben von Stereotypien, Iterationen, Pulsionsstörungen und Palilalie kommen kann.

Beispielsweise stellten sich die Pulsionsstörungen folgendermaßen dar: ich ging mitunter schneller „weil es so kam, weil ich so gehen mußte". Später konnte er niemanden mehr vor sich sehen: „ich muß ihn dann überholen, ich werde das nicht los, daß ich ihn überholen muß und dann gehe ich immer schneller bis es dann nicht mehr geht, aber dann fängt es wieder an"; oder aber: „ich muß das tun, sonst passiert ein Unglück".

Ein von GOLDFLAM untersuchter Patient litt unter postencephalitischen Fingerhyperkinesen (Ineinanderflechten und Auseinanderziehen der Finger). Er begründete dies damit, „daß er dadurch die Hyperkinesen im Zaume halte, bald aber mußte er gestehen, daß er nicht wisse, warum er es tat, daß er dem Drange nicht widerstehen könne".

Hierher gehören auch Motivbildungen, welche nach Art eines Erklärungswahnes aufzufassen sind. M. DORER hatte hierfür entsprechende Beispiele gebracht:

„Ich spreche so langsam, weil ich Angst habe, es nimmt mir jemand etwas weg" d. h. es entziehe ihm jemand seine Kraft zum Denken. Oder: „die Dämonen verursachen die Blickkrämpfe, sie ziehen die Augen in die Höhe".

f) Zur Frage primärer und sekundärer Motivbildungen (Reflexmotivationen).

Die bisher erörterten Erlebnisse und Einstellungen der Betroffenen zur Krankheit im Verein mit den dabei zutage tretenden Verarbeitungsformen sind naturgemäß sehr eng an die subjektiven Motivbildungen gekoppelt. In eine ähnliche Richtung weist uns das wechselnde Ineinanderspiel von Intensionen und organischen Abläufen. Das hatte PICK am Beispiel der Palilalie ausführlicher dargestellt. Auch MAYER-GROSS und BÜRGER-PRINZ waren dem Wechsel der Motivsetzung als Ausdruck von „Anpassungstendenzen des Ich" an extrapyramidale Mechanismen (Iterationen, Perseverationen, Pulsionsstörungen) beim jugendlichen Postencephalitiker nachgegangen. Wenn unter subjektiver Vergegenwärtigung des eigenen motorischen Leistungsnachlasses, der Haltungsschwäche oder Bewegungsunsicherheit von unseren Kranken motiviert wird:

ich bin ängstlich, feige, lasse nach; der Vorwurf anderer ist berechtigt, ich bin „ungezogen" oder aber: meine Mimik ist starr, weil meine Haut spannt, ich halte mich krumm, weil ich Magenschmerzen habe (Schon- oder Abwehrhaltung).

so handelt es sich um Motivsetzungen, die zwar möglicherweise sekundär dem Bewegungs- oder Haltungsversagen folgten, andererseits aber einer zugleich gegebenen besonderen Erlebnisform verhaftet waren. Man wird deshalb fragen müssen, ob nicht Extrapyramidalstörung und Motivsetzung primär zusammenfallen können. BÜRGER-PRINZ hatte am Beispiel der Handlung auf solche Motivationen aufmerksam gemacht, die gewissermaßen „Reflexe der Handlung im Spiegel des Bewußtseins, der Anschauung und des Denkens" darstellen. Unter ähnlichem Blickpunkt könnte man die aus unseren Eigenberichten ersichtlichen Motivbildungen als Reflexmotivationen bezeichnen, welche in ähnlicher Weise unmittelbar auftauchen, wie der biologische Adaptierungsvorgang mit den sich entwickelnden Extrapyramidalstörungen Schritt hält.

Man gewinnt mitunter den Eindruck, daß ein früher weit verbreitetes Miß-
trauen gegenüber Eigenberichten von Parkinsonisten, „die auf Selbsttäuschungen
beruhen können" (STERTZ) vornehmlich deshalb aufkommen mußte, weil man
nicht nur „unter überwertigen theoretischen Voreinstellungen" fragte (W. RUNGE),
sondern nach Motiven. Zwar können sich „Motive" mitunter einmal als Erlebnisse
darstellen und das scheint insonderheit in bezug auf die Reflexmotivationen der
Fall zu sein. Die hier gemeinten Untersuchungsverfahren waren jedoch von
vornherein darauf angelegt, daß in erster Linie nach Motiven im Sinne nach-
träglicher rationaler Konstruktionen gefragt wurde. So hatte beispielsweise
einer der seinerzeit besonders intensiv erörterten Fragenkomplexe die Annahme
zur Voraussetzung, daß der Betroffene erlebnismäßig zwischen „primärem"
Antriebsmangel und „sekundärer" Antriebsschwäche (zufolge „peripherer
Behinderung" durch die defekte Bewegungsapparatur) unschwer unterscheiden
könne. Derartige Fragen nach der Antriebsstruktur machten ohne Zweifel nur
scheinbar eine Entscheidung darüber möglich, „ob wirklich" ein echter oder nur
ein vorgetäuschter Antriebsmangel vorliege, ob der „Wille am ungeeigneten
Objekt", die „Hemmung" bei der Bewegung „innen" oder „außen" angreife
(HAUPTMANN) oder ob es sich um eine „verlangsamte Umsetzung der Willensimpulse in den motorischen Akt" (CATÓLA) handle. Es ist deshalb nicht zu
verwundern, wenn W. RUNGE in seinem kritischen Resumée resigniert schloß,
daß es auf Grund von Eigenberichten „wohl kaum möglich sein wird, über den
Antriebsmechanismus, insbesondere über das, was primär, was sekundär ist,
mit völliger Sicherheit ins klare zu kommen". Der Grund für das enttäuschende
Ergebnis liegt also vornehmlich darin, daß man nicht so sehr nach dem Wie und
Was des Erlebten, sondern nach den Motivbildungen im Sinne sekundärer
rationaler Konstruktionen fragte. Das wird man sich vor Augen halten müssen,
wenn entsprechende Eigenschilderungen kritisch gewürdigt werden sollen.

g) Leistungsmotorisches Versagen (Leistungseffekt und Leistungstempo).

Wenn wir die spontan gegebenen Klagen der Betroffenen hören, fällt immer
wieder auf, daß sie sich in erster Linie und überwiegend auf das Versagen im
Leistungsmotorischen beziehen.

So wird meist an einzelnen Beispielen der Arbeitsmotorik dargelegt, wie *„ungeschickt"*,
„behindert" und „mühselig", *„qualvoll"* sich die alltäglichen Verrichtungen beim Aufstehen,
Waschen, Rasieren, Ankleiden, Essen gestalten.

Unsere Patientin Sa. sprach von der „dummen rechten Hand" beim Haarmachen, sie
werde *mit der linken Hand immer schneller fertig mit dem Stecken als mit der rechten.* Auch
MENDEL weist darauf hin, daß darüber geklagt wird, daß *alle Bewegungen länger dauern,*
als die Betroffenen es selbst wollen.

ANDRÉ GIDE läßt in seinem Tagebuch den gealterten Klavierlehrer PÉROUSE berichten:
„ich lasse nach, ich lasse sehr nach, früher war ich ein guter Fußgänger, gegenwärtig gehe
ich mit großer Mühe nur noch sehr langsam. *Es kommt mir so vor, als machte ich noch die-
selben Bewegungen wie früher, aber ich sehe, daß alle anderen mich überholen,* früher habe ich
sie überholt, mühelos..."

Ähnlich berichtete unsere Patientin Sa.: sie sei früher gewohnt gewesen, rascher als ihr
Ehemann zu laufen. Er habe deshalb bisweilen scherzhaft seinen Arm nach rechts gehalten,
damit sie ihr Gangtempo verringern sollte. *Obwohl sie auch heute noch das Gefühl habe, so
zu gehen und sich zu bewegen, wie früher, bliebe sie hinter ihrem Ehemann zurück,* der sie dann
einhake. Auch ihr sei aufgefallen, daß sie im Gegensatz zu früher von Passanten überholt
werde.

Selbst in dem von BERINGER publizierten Bericht eines erkrankten Arztes nimmt die Erlebnisschilderung leistungsmotorischen Versagens den wesentlichen Raum ein.

Es sind zunächst keineswegs eigenempfundene Ablaufsänderungen in der Bewegung oder speziell eigentonische oder -motorische Störerlebnisse als solche, über die spontan berichtet wird. Vielmehr wird in erster Linie und nicht selten ausschließlich über den fehlerhaften Umgang mit den Objekten, bzw. den mißratenen Leistungseffekt geklagt. Dabei werden die primären Störerlebnisse vornehmlich optisch, also bezeichnenderweise durch den „am stärksten objektivierten Sinn" (D. KATZ) vermittelt.

Insofern aber unterliegt der Kranke anfänglich dem gleichen Erlebnismodus, wie der Bewegungsgesunde. Bekanntlich pflegen sich unsere Bewegungen normalerweise beim handelnden Umgehen mit der gegenständlichen Umwelt (Leistungs- und Arbeitsmotorik) eigenkörperlich wenig bewußt oder nur am Rande des Erlebnisfeldes darzustellen. Mit der Abwendung vom eigengespürten, bzw. „zurückempfundenen" Bewegungs- und Tonusverhalten wird die glatte Leistung erst garantiert. In dieser Hinsicht bewahrt die optische Kontrolle uns vor Leistungsstörungen, weil sie zugleich unser Erlebnisfeld vor organeigenen Sensationen abschirmt. Insofern wirkt der objektivierende optische Sinn gewissermaßen „entlastend". Dieses Sachverhaltes war sich die klassische Neurologie durchaus bewußt gewesen; so hatte STRÜMPELL betont, daß bei Willkürbewegungen nur der kleinste Teil der Innervationen willkürlich und bewußt geschieht. PICK hatte die automatismenunterbrechende Wirkung der Aufmerksamkeit zum Ausgang einer Studie gemacht. Seit M. PALAGYI sind vor allem durch die Untersuchungen von HOMBURGER, von WEIZSÄCKER, STRAUSS, MINGAZZINI, CHRISTIAN u. a. die hierbei zutage tretenden vielschichtigen Sachkomplexe von sehr verschiedenen Ansätzen aus bearbeitet worden. Leistungsmotorisches Verhalten bedeutet zunächst einmal „handeln", nicht aber lokomotorisch-tonisches Eigenempfinden. Das hatte wohl auch M. PRADINE (1928) gemeint, wenn er sagte: «Faire effort, c'est agir, ce n'est ni sentir, ni percevoir». Die Berichte der Bewegungs-Tonus-Erkrankten zeigen, daß die Betroffenen durchaus diesen für den Bewegungsgesunden gültigen Gesetzen unterliegen. Es ist deshalb nicht verwunderlich, *daß die extrapyramidale Erkrankung anfänglich an dem nicht mehr sachgerechten Umgang mit den Objekten, an der erschwerten „Gegenstandsentfaltung"* (CHRISTIAN), *bzw. am mangelhaften Leistungsresultat abgelesen wird.* Andererseits verspürt der Betroffene die ungewöhnlich verlängerte Leistungszeit; vor allem dann, wenn er sie mit derjenigen anderer vergleichen kann. *Die Veränderungen im Leistungsresultat und der Leistungszeit bilden jedenfalls einen wesentlichen Inhalt der während der Früh- aber auch Spätstadien spontan geäußerten Klagen.* Wir werden jedoch im folgenden zeigen, daß hiermit lediglich einer unter anderen Erlebnissektoren der Krankheit aufgedeckt wird. Nur wenn man sich bemüht, hinter das „objektivierte" Leistungsversagen zum eigentlichen Innenfeld vorzudringen, eröffnet sich in der Regel sehr bald eine überraschende Fülle bemerkenswerter und bedrängender Erlebnisse. Das zeigt sich nicht nur anhand der von uns selbst erhobenen Eigenschilderungen, sondern auch auf Grund der im Schrifttum zahlreich angeführten Erfahrungsberichte.

Besonders aufschlußreiche Schilderungen fanden wir bei Beringer, Mayer-Gross und Bürger-Prinz, Byhowski, Cassirer, Charcot, Derwort, Dorer, Ewald, Eyrich, Foerster, Gamper, Hauptmann, Kleist, Lewy, Leyser und Fischer, Mendel, Mayer-Gross und Steiner, Oppenheim, Parkinson, Pick, Runge, Strümpell, Zingerle und Zutt.

Bei einem Vergleich der verschiedenen Berichte, wird sehr bald deutlich, daß es sich offenbar um außerordentlich vielschichtige und komplexe Erlebnismöglichkeiten handelt, die sich jedoch alle in irgendeiner Form im Verlaufe extrapyramidaler Umorganisation eröffnen, wenn sie auch durch sehr verschiedene Sinnesgebiete und Erlebnisbereiche vermittelt werden können. Bei einer so ausgerichteten Exploration gewinnt man nicht selten den Eindruck, daß von den Kranken gerade auf diese Dinge anfänglich nicht eingegangen wird, weil sie als schwer beschreibbar, „subjektiv" und nicht zur eigentlichen Sache gehörig oder gar als eingebildet betrachtet werden. Erst durch gezielte Exploration und auf Grund unseres Wissens um solche Möglichkeiten werden dann auch jene Krankheitsauswirkungen geschildert, die anfänglich verschwiegen wurden. Ein Überblick über die uns vorliegenden Eigenberichte ergibt zunächst eine erhebliche individuelle Spielbreite unterschiedlicher Erlebnisse und eine Vielzahl scheinbar widersprechender Angaben. Das gilt sowohl in bezug auf Motorisch-Tonisches, als auch für das Gebiet der Sinneswahrnehmungen. Von Weizsäcker hatte wahrscheinlich gemacht, daß sich die allgemeinen Gesetze des Funktionswandels gleichermaßen an Störvorgängen im Bereich der Sensibilität, als auch in demjenigen extrapyramidaler Motilität ablesen lassen. Mayer-Gross und Bürger-Prinz hatten für die extrapyramidalen Störungen nachgewiesen, daß den erlebnismäßigen Gegebenheiten, bezüglich der Handlung Bewegungsgestörter die gleiche Bedeutung zukommt, wie den Erlebnisformen beim Wahrnehmungsakt Sinnesgestörter. Um es vorweg zu nehmen: *unsere Eigenberichte einschließlich derjenigen im Schrifttum lassen darüber hinaus erkennen, daß beim Extrapyramidalerkrankten sowohl innerhalb der Motilitätsbereiche als auch der Sinnesfelder in mancher Hinsicht einander entsprechende Erlebnisformen auftauchen, welche in bezug auf die Struktur der Erlebnisse und der Störsymptomatik übergeordnete Gesetzmäßigkeiten erkennen lassen.* Dabei handelt es sich allerdings um Erlebnisstrukturen, die mit der Thematik des Funktionswandels nicht zu fassen sind.

Es war bereits darauf hingewiesen worden, daß sich die subjektive Krankheitssymptomatik — unter „verdrängender" Identifizierung mit den motorisch-tonischen Störungen — an anderem Orte gewissermaßen übersetzt darstellen kann. Wir werden nunmehr diesem bemerkenswerten Phänomen anhand weiterer Eigenberichte nachzugehen versuchen.

II. Zur Struktur der Wahrnehmungsstörungen.

a) Störerlebnisse im Bereich „quasiaktiver" und „quasipassiver" Wahrnehmungen.

Taktilerlebnisse: Nicht selten werden von dem Betroffenen eigentümliche Empfindungen geklagt, die sich beim Gehen, Aufrichten aus dem Sitz, bei Selbstberührung sowie bei Greif- und Handlungsakten der Hand und in Zusammenhang mit der Körperbekleidung einstellen können. Wir wollen hierzu von vornherein einschränken, daß es in manchem Falle nicht immer deutlich wurde, inwieweit taktile Sensationen im engeren Sinne gespürt wurden oder inwieweit es sich lediglich um bildlich gemeinte Verdeutlichungen handelte, welche sich in Zusammenhang mit dem Erlebnis von Impulsstörungen ergaben. Im letzteren Falle wird man u. U. auch einmal daran denken können, daß es sich um den Ausdruck gewissermaßen „unmittelbar erlebter Widerstandsqualitäten" handelt (GRUHLE[1]).

Eine Entscheidung hierüber überschreitet vielfach das Aussagevermögen der Betroffenen. Bei Erörterung solcher Fragen gelangen natürlich rationale Auseinandersetzungen sekundär mit ins Spiel. Wenn wir ungeachtet dieser Einwände die hierhergehörigen Berichte zusammenfaßten, so vor allem deshalb, weil es uns in erster Linie auf das einheitliche Feld der Erlebnisse, bzw. der hierfür adäquat erscheinenden Darstellungen ankam.

Es bestätigt sich immer wieder, daß organneurologisch Erkrankte ihre subjektiven Symptome oft recht schwer oder nur unzureichend erlebnisadäquat beschreiben können. Wenn jedoch aus dem Vergleich von Eigenberichten verschiedener Kranker hervorgeht, daß die Art der Empfindung und Wahl der Metapher übereinstimmen, wird man hieraus auf realitätsentsprechende Wiedergabe schließen dürfen. Sicherlich wird Wert und Gültigkeit metaphorischer Wendungen in dem von uns gemeinten Gebiete eher unterschätzt als überschätzt. Hierdurch aber verschließt man sich von vornherein einen nützlichen Weg für das Verständnis der Innensymptomatik der Krankheit. Man sollte sich sowohl den Nutzen, als auch die Gefahren der Metapher in der Psychopathologie vor Augen halten [s. hierzu R. ALLERS (1955)].

Gang: Wenn die Beine nicht gehorchen wollen, ist mir, als ob die Füße am Fußboden festkleben. Ich sage häufig zu meiner Frau scherzhaft: Wenn Du einmal ein Bein auf der Straße stehen siehst, dann ist es eins von meinen Beinen (Da.).

Wenn er unvermittelt im Gehen stehen bleibt, hat er „das Gefühl", als wenn es überhaupt nicht mehr geht, wie festgeklebt, verwachsen mit dem Boden, wie im Sumpf stecken geblieben. Die Wegbeschaffenheit sei dabei gleichgültig (Klo.).

Beim Gehen ähnlich, wie wenn ich im Sumpf ginge (Goi.).

Es scheint uns deshalb recht bezeichnend, wenn MENDEL von einem wippenden „am Boden festklebenden" Gang spricht!

Aufrichten aus dem Sitz: Da. berichtet, daß beim Aufrichten aus dem Sitz immer wieder die Empfindung auftauche, mit der Sitzfläche verhaftet zu sein; das sei besonders beim Sitz in Polstermöbeln so, deshalb zöge er glatte Ledersessel vor.

Auch Klo. schildert spontan das Gefühl beim Aufstehen, als ob er am Sitz festgeklebt sei.

ZINGERLE (1922) hat einen seiner Kranken in solcher Situation ausgezeichnet geschildert: „Wenn der Kranke versucht, vom Stuhle aufzustehen, stützt er sich mit einer Hand auf die Stuhlkante und erhebt den Körper in starker Vorbeugehaltung. Er erstarrt regelmäßig nun in der Haltung des Diskuswerfers, weil er den Arm nicht vom Stuhle losbringt und denselben wie festgeklebt ganz unbeweglich halten muß"... und an anderer Stelle: „Drückt man z. B. seine Hand auf eine feste Unterlage, so bringt er nach Aufhören des Druckes die Hand nicht sofort von der Unterlage fort."

Eigenberührung: Klo. weist darauf hin, daß die Mühsal beim Rasieren darin bestünde, daß es so schwer, langsam und ruckweise ginge. Vor allem habe er, wenn er stecken bleibe, das Gefühl, daß er immer nur darauf drücke und vom Drucke nicht loskomme, er bliebe an der Wange hängen.

Bei Ho. konnte man das haftende Verhalten eindrucksvoll verfolgen, wenn er sich mit langsamen und steifen Bewegungen die Brille aufsetzte und beim Festlegen der Bügel hinter den Ohren lange verharrte. Auch er berichtet ähnlich, daß er nicht recht loskomme.

---

[1] Herrn Professor Dr. med. GRUHLE darf ich an dieser Stelle für mancherlei Anregung und Kritik herzlich danken.

Als F. gefragt wurde, auf welcher Seite er schliefe, berührte der schwer sprechbehinderte Patient mit der Hand die linke Schläfe und verharrte dort geraume Zeit. Später befragt, warum er dies tat, deutete er — indem er auf seine Fingerkuppen hinwies — an, daß *die Lösung von der Schläfe schwer gewesen sei.*

Greifakte der Hand im Umgang mit Objekten: Da. berichtet, daß er beim Ergreifen einer Stuhllehne, um sich festzuhalten oder den Stuhl zu rücken, die Empfindung bekomme, als ob er am Stuhl festklebe, hafte und nicht recht loskomme.

Kleidung und Bewegung: Er weist schließlich darauf hin, daß ihn seine Kleidungsstücke erheblich an seinen Bewegungen hinderten. Jedenfalls könne er sich am besten in unbekleidetem Zustande oder im Nachthemd bewegen. Beispielsweise könne er sich dann leichter aufrichten, im Anzug käme er nur schwer oder gar nicht hoch. Er habe dann die Empfindung, als ob die Kleider festklebten, könne sich nicht dagegen wehren, es sauge sich so an.

Möglicherweise beruhen die oben angeführten Taktilerlebnisse ebenfalls auf „übersetzten" vom zentralen Störungsbereich des Motorisch-Tonischen (im engeren Sinne) entferntere Auswirkungen der Krankheit. Um einen Zugang für die eindrucksvollen Störerlebnisse zu finden, werden wir zunächst von einigen besonderen Mechanismen im Bereich unserer Taktilwahrnehmung ausgehen müssen[1]. Aus der innigen Verflechtung von Wahrnehmen und Bewegen ergeben sich zwei Grunddifferenzierungen unseres wahrnehmenden Verhaltens, die — wenn auch grundsätzlich für alle Sinnesbereiche geltend — zunächst am Beispiel der Taktilwahrnehmung dargelegt werden sollen.

Taktile Sinnesempfindungen können in vorwiegend aktiver oder überwiegend passiver Begegnung mit den Objekten der Umwelt erlebt werden (Berühren und Berührtwerden).

Seit M. PALAGYI faßt man diesen Sachverhalt unter dem Begriff der „Doppelempfindung". Im Falle einer Selbstberührung am eigenen Körper wird diese erste Grunddifferenzierung unserer Tastsinne besonders deutlich darstellbar. Mit einem solchen Gegenspiel von quasiaktivem und quasipassivem Berührungserleben ist zugleich die unlösbare Verflechtung von Bewegung und Wahrnehmung (M. PALAGYI, v. WEIZSÄCKER, A. GEHLEN) gegeben. Das hatte EHRENSTEIN am Beispiel des besonderen Zueinander von Greif-, Tast- und Haltehand verdeutlicht. Hierbei werden nicht nur in der Bewegung, sondern auch im taktilen Wahrnehmen Figur-Grunddifferenzierungen bestimmend, die zudem in sehr engen gegenseitigen Abhängigkeiten stehen. So etwa können Arbeitsakte der Hand zufolge unvorhergesehener oder „übersehener" Gegenstandsqualitäten von starkem Reversionsdruck in Tastakte umschlagen; Wandlungen in den motorischen Vollzügen also, die zugleich mit entsprechenden Umschlägen im Taktilerleben vom aktiven Berühren zum passiven Berührtwerden gegeben sind. Im Gegenspiel dazu können sich unter dem Druck „zugreifender" Akte unvermittelte Übergänge in umgekehrter Richtung vollziehen. Solchen Verschiebungen und Umschlägen liegen also Mechanismen zugrunde, die in besonderer Weise unseren Bewegungs-Wahrnehmungsakten verhaftet sind.

Die voranstehenden Eigenberichte Bewegungserkrankter lassen in bezug auf diese erste Grunddifferenzierung eine Labilität erkennen, die mitunter durch Störerlebnisse im Taktilen vordergründig wird. Während des Greifaktes der Hand taucht das dem Tastakt eigene „quasipassive" Erleben des Berührtwerdens auf.

---

[1] Die oben angeführten Berichte werden in bezug auf das in den Erlebnissen zugleich auftauchende Widerstandsempfinden auf Seite 19 besprochen.

Entsprechendes kann beim Gehen oder Aufrichten aus dem Sitz erlebt werden. Es scheint verständlich, daß solche an die intakte Zusammenarbeit von Bewegen und Wahrnehmen gebundene Störungen gerade im Falle der Selbstberührung deutlich werden. Überraschende Eigenberührungen zeigen bekanntlich selbst dem Bewegungsgesunden eine gewisse Labilität dieses Funktionsgefüges.

Unter diesem Gesichtspunkt wirkt die den Kranken geläufige Erfahrung, daß „freie" Eigenbewegungen gegenüber objektberührenden Bewegungen vielfach „unbehinderter" abzulaufen pflegen, zweifellos täuschungsfördernd (s. auch S. 40).

Ein von MAYER-GROSS und STEINER beobachteter Patient wies darauf hin, daß alle rotierenden Handbewegungen mit der Handfläche am Gesicht (Mundabwischen, Waschen) große Schwierigkeiten bereiteten, während entsprechend kreisende Bewegungen mit der Hand vor dem Gesicht wesentlich leichter fielen und flotter gingen.

Ähnliches ergab die Untersuchung einiger unserer Patienten. Es wird häufig geäußert, daß das Hin- und Herstreichen am Anzug, um etwas abzuputzen, Zuknöpfen, Schlipsbinden besonders schwierig sei.

Der oben erwähnte Patient berichtete, daß er beim Hutaufsetzen die Hand lange am Hut halte, beim Hosezuknöpfen den Knopf ans Knopfloch, ohne die Bewegung des Zuknöpfens zu machen; beim Mundabwischen halte er das Handtuch minutenlang an den Mund, ohne zu wischen oder abzusetzen. Hingegen betonte er, daß er durchaus fähig sei, „die militärischen Kommandos, aufwärts und seitwärts streckt" genau und kräftig auszuführen.

Bereits BYCHOWSKI hatte hingewiesen, daß „zur Bremsung der Bewegung oft ein minimales Hindernis (z. B. das Leintuch, die Decke) genügt; der Kranke kann dadurch in grotesker Stellung des Aufstehens aus dem Bett hängen bleiben".

Ähnlich der Hinweis von BERINGERs Patient: „Die Abstoppung der Bewegungen durch lächerlich geringfügige Hindernisse, Hängenbleiben eines nicht ganz glatt beschnittenen Fingernagels, ein kleines Fältchen im Tischtuch beim Verschieben des Telleos..." und an anderer Stelle: „Abtrocknen der Hände, Schneuzen" und Hinweis auf die „besonders stark behinderten Wegschiebe- und Wegstreifbewegungen" sowie darauf, daß das Gesäß auch dann nicht von der Stelle gerückt werden kann, „wenn sich eine Falte störend bemerkbar macht".

Hierher gehört auch die eindrucksvolle Beobachtung MENDELs: „Wollen sich die Kranken auf dem Stuhle nach einer anderen Richtung umdrehen, heben die Kranken ihr Gesäß mit nach vorn hängendem Oberkörper vom Stuhl leicht ab, machen einige kleine Schritte und lassen dann, wenn sie die gewünschte Richtung erlangt haben, den Körper wieder auf den Stuhl hinauffallen." Das Loskommen vom Sitz, die berührungsarmen Drehbewegungen fallen leichter, als etwa drehende Bewegungen auf der Sitzfläche.

LEWY bemerkt, daß die Ursache der Mikrographie in dem „künstlichen Anpressen der Feder ans Papier" läge. Doch hält er „eine räumlich psychische Komponente" für möglicherweise daran beteiligt". Nach FROMENT ist es gelungen, durch Üben auf großliniiertem Papier normale Schriftzüge zu erzielen. Einige unserer Patienten, die deutlich mikrograph waren, konnten in der Luft frei, groß und ohne zunehmende Verkleinerung Schreibbewegungen imitieren.

Ein von STERTZ beobachteter Patient konnte nach Schreibversuchen den Bleistift nicht loslassen, ein anderer die Oppositionsstellung zwischen Daumen und Kleinfinger willkürlich nicht lösen, beide versuchten diesen „Krampf" mit der anderen Hand zu lösen.

Offenbar wird das objektive Phänomen der Fixationsrigidität in erster Linie bei passiven Bewegungen, beim handelnden Umgehen mit Objekten oder bei Eigenberührung erlebnismäßig bewußt. Die empfundene Bewegungserleichterung und Flüssigkeit bei „berührungsfreien", bzw. „objektlosen" Bewegungen im Vergleich zu einer verstärkten Behinderung bei „berührenden" Bewegungen vermehrt anscheinend den subjektiven Eindruck von der besonderen Wirkungskraft der erörterten Umschläge im Taktilerleben. Selbst wenn man mit GRUHLE die hier

besprochenen Störerlebnisse im einen oder anderen Falle als Ausdruck eines Miß-
verhältnisses zwischen Impulsaufwand und Widerstand für möglich hält, bleibt
auffällig, daß sich dies erlebnismäßig im Felde des Taktilen abzuspielen pflegt.
Es ist wohl nicht zufällig, daß in den Eigendarstellungen gerade dieses Feld für
eine bildliche Verdeutlichung gewählt wird.

Optische Erlebnisse: Mitunter kann sich das unmittelbare Krankheitserleben im
Sinne vermittelter transponierter Sensationen auch im Gebiete des Optischen
abspielen.

Unser Patient Ho. berichtete über die bei erstarrter Blickrichtung erlebte Unerträglichkeit des einförmigen Blickfeldes; er pflegte sich deshalb durch willkürlich erzwungene
Kopfwendungen von diesem Zustand zu befreien.

Unsere Patientin Sa. erlebte (wie auf S. 3 bereits erörtert) in den Anfangsstadien ihrer
Krankheit hin und wieder Gegenstände an der Wand (Bilder) oder die Parkettafeln am
Boden sich auf und ab bewegen (entsprechend dem zeitlich wechselnden Kopftremor).

Unser Patient Da. hingegen sprach von „einer Art Nirwanagefühl" mit Blickverschwim-
men bei anhaltender starrer Blickrichtung. Auch er litt unter Kopftremor, verspürte jedoch
kein optisches Zittern. Hingegen berichtete er von einem hin und wieder auftauchenden
Traum, in dem er in eine Scheune trat und die Rechen, Spaten und Sensen an der Scheunen-
wand auf und ab zittern sah. Er fürchtete, sie könnten herabfallen und auf ihn stürzen.

JANISCHEWSKY schildert einen Patienten, der seine Augäpfel nicht willkürlich zu bewegen
vermochte. Die Augenbewegungen kamen jedoch nicht nur dann zustande, wenn man den
Kopf passiv bewegte, sondern auch dann, wenn man „den Patienten einen Gegenstand
fixieren ließ und denselben vor den Augen hin und her bewegt" (Pseudoophthalmoplegie
nach WERNICKE).

Indem wir zunächst von den teilweise gleichzeitig wirksamen Antriebsmomen-
ten und Reflexvorgängen absehen, greifen wir lediglich heraus, daß — entsprechend dem Taktilerleben — offenbar gleich geartete Umschläge vom „Er-
blicken" im Sinne optischen Umgehens mit der Umwelt zum „Ergriffenwerden"
bzw. „Gefangenwerden" durch Optisches jederzeit einsetzen können. Auch hierbei
also Figur-Grundwandlungen vom quasiaktiven zum quasipassiven Sinnes-
empfinden, die zu den verschieden möglichen motorischen Blickakten oder -hal-
tungen in ähnlicher Korrelation stehen, wie die taktilen Grunddifferenzierungen
zu den Greif-, Tast- und Arbeitsakten der Hand. EHRENSTEIN hatte Hierher-
gehöriges getroffen, als er meinte, optisches Wahrnehmen „spiegele sich" in form-
ähnlichen Impulsen wider. RUDERT machte unter ähnlichem Gesichtspunkt auf
Parallelen zwischen optischen und motorischen Reversionen aufmerksam. Im
Falle extrapyramidaler Störungen scheint es also nicht verwunderlich, wenn sich
die krankhaften Veränderungen im Motorisch-Tonischen auch in einer veränderten
optischen Erlebnisstruktur darstellen können[1].

Der Betroffene „klebt" gewissermaßen an den optischen Gegebenheiten in
gleicher Weise, wie die Hand, „die sich vom Stuhl nicht lösen kann". Diese
Beispiele aus dem optischen Sinnesbereich demonstrieren jedenfalls recht eindrücklich, daß sich die Extrapyramidalsymptomatik „transponiert" in besonderen
Formen im optischen Sinnesfeld darstellen kann. *Auf diesem Wege kennzeichnen
sich die Erlebnisse des parkinsonistisch Erkrankten zunächst als Differenzierungs-
störung innerhalb quasiaktiven und quasipassiven Taktil- und Seherlebens bzw.
als gesteigerte Labilität der Figur-Grunddifferenzierung in der bewegungsabhängigen*

---

[1] siehe hierzu auch S. 57.

Wahrnehmung. Solche Fehlleistungen im Koordinationsmechanismus von Wahrnehmen und Bewegen können aber auch von noch anderem Orte schärfer faßbar werden.

b) „Übersehen" und „Illusionieren" in der Wahrnehmung.

Wir meinen dabei jenen wahrnehmungs-bewegungs-verhafteten Funktionsbereich, der mit den Begriffen des Übersehens, Nichtbeachtens, Nichternstnehmens oder der negativen Leistung umfaßt zu werden pflegt (M. PALAGYI, v. WEIZSÄCKER, A. GEHLEN, PRINZ AUERSPERG). Der hiermit gemeinte Sachverhalt darf in unserem Zusammenhang als bekannt vorausgesetzt werden. Besonders bemerkenswert erscheinen die in mancher Hinsicht engen Beziehungen zwischen Figur-Grunddifferenzierungen und dem Zusammenspiel zwischen „negativer" und „positiver" Leistung im Wahrnehmungs-Bewegungs-Akt. Hiermit sind lediglich zwei einander ergänzende Aspekte getroffen. Das hatte kürzlich J. LINDSCHOTEN für jene gewissermaßen gegenläufigen Funktionen aufgewiesen, die gemeinhin mit den-Begriffen des „illusionierenden Wahrnehmens" (ERISMAN), der „*Prolepsis*" (PRINZ AUERSPERG), d. h. des „Vorwegnehmens eines Erfolges durch eine ihn erzielende Bewegung, Wahrnehmung oder Akt" (v. WEIZSÄCKER) gefaßt werden. Die hierher gehörigen Phänomene wurden mit Vorliebe am Beispiel der sog. relativen oder induzierten Bewegung (DUNCKERsches Bewegungsphänomen) experimentell analysiert[1]. Doch betrifft der Sachverhalt naturgemäß grundsätzlich alle bewegungsverbundenen Sinnesbereiche.

Unsere oben angeführten Eigenberichte lassen erkennen, *daß den zunächst für das Taktile und Optische erläuterten Störerlebnissen gewisse Labilitäten und Desorganisationen innerhalb dieses so komplexen Funktionsgefüges: „Übersehen-Illusionieren" zugrunde zu liegen scheinen.* Der beim Greif- und Halteakt notwendig und „leistungsgarantierend" zu übersehende Anteil im Taktilwahrnehmen taucht ebenso störend und unvermittelt auf, wie die Zitter-„bewegungen" der optischen Umweltobjekte. Die „blickbewirkte" Einförmigkeit der optischen Umwelt (Nirwanagefühl) kann ebensowenig mehr „übersehen" werden, wie das „bewegungsfixierte" Taktilerleben. Während der Bewegungsgesunde lediglich in besonderen Situationen oder Einstellungen in seinem Vermögen zu „negativer Leistung" versagt, erniedrigt sich für den Extrapyramidalerkrankten die Leistungsschwelle in bezug auf wirklichkeitsvermittelndes Nichtbeachten erheblich. Er ist entsprechenden Täuschungen vermehrt ausgesetzt. Auf die besonderen Auswirkungen des „Übersehens" für den Parkinsonisten werden wir im Späteren zurückkommen (S. 34). Unter einem solchen Ausgeliefertsein verselbständigt sich das Empfundene und wird vermindert eigenverfügbar. Hiermit aber ergibt sich bereits ein erster Hinweis auf die dabei zutage tretenden Störungen im Objekt-Subjekt-Bezug, einer zweiten Grunddifferenzierung innerhalb unseres bewegungsverhafteten Wahrnehmens. Da die hierfür maßgeblichen Wirkungsmomente besonders im Bereich der Widerstandswahrnehmungen offenkundig werden, wenn-

---

[1] Siehe auch: „stroboskopische Illusionen", illusionierendes Ergänzen von Reizgegebenheiten, Wahrnehmen auf Grund vorstellungsmäßiger Lokalisation (EHRENSTEIN), Aufmerksamkeitsverschiebung in der Wahrnehmung (HILLEBRAND). Versuche am „regelwidrigen Nachbildstreifen" von MACH und PRINZ AUERSPERG.

gleich sie sich grundsätzlich für alle Sinnesbereiche aufzeigen lassen, sollen die Verhältnisse zunächst für die bewegungs-tonusgebundenen Sinne in engerer Fassung dargestellt werden.

c) Störungserlebnisse im Bereich des Subjekt-Objekt-Bezuges in der Wahrnehmung.

Die unseren lokomotorisch-tonischen Apparaturen speziell verhafteten Sinnessysteme vermitteln bekanntlich sehr unterschiedliche Sinneswahrnehmungen. Es ist üblich, die hierher gehörigen „Sinne" entsprechend der jeweils hervorgehobenen Sinnesmodalität zu bezeichnen: Kraftsinn, Widerstandssinn, Schweresinn, Gewichtssinn, Sinn für Gliedbewegung und -lage (Kinaesthesie). Insofern pflegt man also die gemeinten Sinne nach differenten Qualitäten der Umweltobjekte und -gegebenheiten zu definieren. Man bedient sich aus diesem Grunde nicht mehr der wenig glücklichen Begriffe „Hautsinn" oder „Muskelsinn", die gleichermaßen widersinnig wirken, wie etwa „Ohrsinn, Augensinn". Das hatte PRADINE (1928/34) deutlich dargelegt: «Un sens est une connaissance, qui se definit par son objet et non par son organe». Daran ändert sich grundsätzlich auch dann nichts, wenn man unter Einbegriff des Objekt-Subjekt-Bezuges in der Wahrnehmung die sog. subjektiven Empfindungen den objektiven Empfindungen gegenüberstellt. Bekanntlich liegt eine besondere (zweite) Grunddifferenzierung unseres Wahrnehmungsfeldes in einem solchen Gegenüber von gewissermaßen „eigenbewirkten" „subjektiven" „Eigen"empfindungen und „umweltbewirkten" „objektiv" gegebenen „Fremdempfindungen". *Eine solche Differenzierung in „quasisubjektive" und „quasiobjektive" Sinneswahrnehmungen setzt offensichtlich ein Projektionsvermögen als integrierenden Bestandteil unserer Wahrnehmungsakte voraus.*

Der Bewegungsgesunde erfährt aus entsprechenden Projektionstäuschungen, daß unsere verschiedenen Sinnessysteme in dieser Hinsicht recht unterschiedlich sicher zu arbeiten vermögen. Gegenüber den „am stärksten objektivierten" umweltverhafteten optischen und akustischen Sinnen erscheinen die unserer Eigenbewegung und unserem Eigentonus eng verbundenen Wahrnehmungsapparaturen — (mit Einschluß der Tast- und Temperatursinne) — bekanntlich in einer besonderen Weise eigenbezogen. So werden optische und akustische Eigenempfindungen in der Regel sicher und rasch in objektivierender Distanz erlebt. Bei Hauteigenempfindungen hingegen ergeben sich bereits Störungsfelder auf Grund von Projektionsschwierigkeiten. Das stellt sich beispielsweise am Gegenüber von Eigenjuckreiz und Fremdkitzel oder aber von „Innenwärme" und „Außenwärme" dar. Subjektive Nachempfindungen nach vorangehendem Fremdreiz (Nadelstich) stellen hierfür ein später noch zu erörterndes und besonders einleuchtendes Beispiel dar. Für unser schwere-, widerstands-, lage- und bewegungsempfindliches Verhalten aber erweitert sich dieses Störungsfeld erheblich, weil hierbei regelmäßig eigenkörperliche stark subjektivierte Organempfindungen in die Objektwahrnehmung eingehen. Gerade in diesem Bereich setzt realitätsentsprechendes Wahrnehmen die Fähigkeit voraus, das Empfundene sachgerecht nach „außen" oder „innen" zu projizieren. Allerdings wird für den Bewegungsgesunden der störungsfreie Ablauf solcher Projektionsmechanismen in der Regel dann garantiert, wenn die übrigen Sinne unterstützend mitwirken. So trennt sich etwa die Schwereempfindung beim Gewichtheben vom organbedingten Eigengewicht der Glieder erlebnismäßig ebenso eindeutig, wie die Widerstandsempfindung zufolge äußerer Behinderung (z. B. Fesselung) von der durch eigenmuskuläre Steifigkeit (z. B. bei der Lösung von Dauerhaltungen) bewirkten. Doch kann nicht bezweifelt werden, daß der Verläßlichkeit solcher Projektionsmechanismen gewisse Grenzen gesetzt sind, die sich beispielsweise anhand von entsprechenden Täuschungserlebnissen veranschaulichen. Hierher gehört etwa die von GOLD-SCHEIDER beschriebene paradoxe Widerstandsempfindung:

> „Hält man an einem Faden ein nicht zu leichtes Gewicht und macht damit eine schnelle Abwärtsbewegung, so hat man im Augenblick des Auftreffens des Gewichtes auf dem Boden die Empfindung eines Widerstandes. Es ist, als ob man mit einem Stock aufstieße. Setzt man die Abwärtsbewegung weiter fort, so hat man die Empfindung, als ob man eine Federkraft zu überwinden habe."

Bei der Deutung dieses für die Psychopathologie extrapyramidaler Störungen sehr wesentlich werdenden Phänomens wird man vorerst einmal die lokomotorisch-tonischen Abläufe als solche von den ihnen innig verbundenen Sinnesempfindungen sondern müssen. Sicherlich weist dieser Versuch auf einen recht komplexen Vorgang hin, welcher u. a. zu einer Störung unseres Projektionsvermögens innerhalb des Wahrnehmungsaktes führt. Wird doch hierbei ein „nach außen" projizierter Widerstand empfunden, der realiter dort nicht existiert. Die Entlastungssituation bewirkt also gewissermaßen „nach außen" konvertierende Organempfindungen. Ähnlich pervertierte Projektionen scheinen manchen Widerstandsempfindungen des Extrapyramidalkranken zugrunde zu liegen, welche im Zusammenhang mit Taktilerlebnissen eingangs bereits besprochen wurden. Die spontan auftauchenden Erlebnisse des Festklebens am Boden beim Gang, am Sitz beim Aufrichten, am Gegenstand bei Greif- und Halteakten der Hand und am eigenen Körper bei Selbstberührungen stellen offenkundig eine Vergröberung entsprechender Täuschungserlebnisse dar, wie ihnen der Bewegungsgesunde im GOLDSCHEIDERschen Versuch unterliegen kann. Es wird hierbei recht deutlich, daß sich der „rigorbewirkte" Eigenwiderstand im Verein mit der Bewegungsverlangsamung und den Fixationsphänomenen erlebnismäßig „nach außen" projiziert. Er wird als „Fremdwiderstand" empfunden. Selbst die Kleidung wird in Form entsprechender Projektionsumkehr als etwas gespürt, was sich „ansaugt" und die Eigenbewegung „von außen" ebenso hemmt wie die Tuchfalte.

Die bisher genannten Beispiele lassen als „Vermittler" für die Projektionstäuschung immerhin noch gewisse tatsächlich gegebene Umweltreize (Objektqualitäten, Kleidung usw.) fassen. Der Figur-Grund-Wechsel vollzieht sich lediglich innerhalb des Beieinanders realiter zugleich gegebener Eigen- und Fremdempfindungen. Es handelt sich um Schwerpunktsverschiebungen unter verändertem Reversionsdruck. Mitunter jedoch kann es ohne solche Fremdvermittler zu Verlagerungen von Organeigenempfindungen in die Umwelt kommen, die sich nunmehr nach Art „virtueller" Projektionsumkehr vollziehen.

So etwa, „wenn einer, der an Schwindel leidet, in einer nervösen Täuschung von einer Last auf dem Kopfe redet oder davon, daß ihm sei, als falle etwas auf ihn herab usw., während diese Last, dieser Druck nichts Äußerliches ist".

S. KIERKEGAARD hatte bei der Erörterung des von ihm gewählten Beispiels von einem „umgekehrten Reflex des Inneren" gesprochen. Wir werden später noch einmal auf diesen Erlebnissachverhalt bei der Besprechung der Eigenempfindungen als Befindlichkeiten im Sinne gefühlsnaher Bewußtheiten und als Körperschemaerleben zurückkommen. Hier seien lediglich einige bezeichnende Eigenschilderungen angeführt: Wenn einer unserer Kranken (Da.) äußerte, daß ihm manchmal beim langsamen Gehen so sei, „als ob ich vor einer unsichtbaren Mauer stünde, dann kommt es vor, daß ich stehen bleibe", wenn eine Patientin von ZINGERLE berichtet: „beim Stehen habe sie das Gefühl, als ob sie jemand zusammendrücken würde (Fall VI)", und LEWY Berichte bringt, „als ob sie Steine auf dem Kopf haben", wenn DORERs Patienten äußern, sie müßten von Zeit zu Zeit bei der Arbeit anhalten („als ob mich einer festhält, so daß ich mich nicht gleich bewegen sollte") oder aber, sie möchten „aus sich heraus und den Panzer sprengen, in den sie eingeschlossen seien", so stellen sich hierbei gleichermaßen eindrucksvoll Verlagerungen von Organeigengefühlen in Form virtueller Projektionsumkehr in die Umwelt dar[1].

Kehren wir noch einmal zum GOLDSCHEIDERschen Grundversuch zurück. Hin und wieder zeigt sich im Verlaufe von Fehlprojektionen eine sehr merkwürdige Umkehr in der Qualität der Phänomene. Auch dies gewinnt für manche Erlebnisberichte von Parkinsonisten Bedeutung. Der GOLDSCHEIDERsche Versuch stellt offenbar nur eine von sehr vielen unterschiedlichen Empfindungsmöglichkeiten im Augenblick der Gliedentlastung dar. So kann etwa nach Absetzen eines schweren Koffers, sowohl die Empfindung einer auffälligen Schwere des Armes und Steifheit seiner Beweglichkeit, als auch umgekehrt der Leichtigkeit und Flüssigkeit auftauchen. Man hat derlei Sensationen mit den Phänomenen der optischen Nachbilder verglichen und könnte in diesem Sinne von „Nachempfindungen" sprechen. Insofern würde man unter Umständen in dem Wechsel von „leicht" und „schwer" Entsprechungen zu den bekannten Negativ-Positiv-Phänomenen im optischen Nachbild sehen dürfen. Dabei aber kommt mit dem besonderen qualitativen Moment bei der „nach außen"-Projektion von Nachbildern und -empfindungen zugleich ein eigenartiger Komplementärmechanismus zur Auswirkung. Wenn bei der GOLDSCHEIDERschen Entlastung Widerstand „von außen" empfunden wird, ersetzt sich die Empfindung organeigener „Schwerelosigkeit" des Armes, indem sie durch umweltbezogene Empfindungen gewissermaßen aufgefangen wird. Auch das umgekehrte Empfinden des nachträglichen „Nach-Unten-Gezogenwerdens" im Gegenspiel zur eigenempfundenen Schwere des Armes kann dabei erlebnismäßig zur Darstellung kommen.

Aus den Berichten unserer Kranken wird wiederum ersichtlich, daß sich solche täuschenden Komplementärmechanismen zunächst einmal beim Gang, insbesondere in Zusammenhang mit Pulsionsstörungen, erlebnismäßig auswirken können.

So etwa vergleicht BERINGERs Patient das Gesamterlebnis beim Gang mit dem „Gehen auf Glatteis", und zwar auch dann, wenn es sich um holperige, also widerstandsreiche Wege handelt.

Unser Patient Da. berichtet, daß er beim Gehen vielfach das Gefühl habe, als ob er die ersten Versuche mache, „radfahren" zu lernen. Übrigens stellte sich ihm dies auch in einem nicht selten wiederkehrenden Traum dar: eine Situation, „in der ich in 3000 m Höhe schwebe und ganz allein herumgondele, ohne eine Möglichkeit des Haltens und zu-Ende-Kommens".

[1] Eine andere Deutungsmöglichkeit bietet sich an, wenn man davon ausgeht, daß Veränderungen von Organgestalten verschiedener Nuancen lediglich in Form einer Metapher zum Ausdruck gebracht werden. Zugleich wird man jedoch fragen müssen, ob nicht gerade das gewählte Bild bestimmte Schlüsse auf die besondere Erlebnisweise möglich macht (siehe S. 11).

STURM (1953) hat kürzlich darauf hingewiesen, daß sich im Verlaufe tabischer Erkrankung das Gefühl einstellen könne, als ob bei jedem Schritt der Boden elastisch nachgebe.

So stellt sich die mangelhafte Sicherheit und Verhaftung im Bewegungsraum als eine besondere Situation der Umwelt vom Charakter der Unsicherheit und Gefahr dar (z. B. Glatteis, verminderte Haftfläche beim Radfahren u. ä. m.). Die Unsicherheit in solchen Situationen repräsentiert sich dementsprechend im momentanen Gefühl einer weniger selbst bewirkten, sondern umweltverschuldeten Lösung des eigenen Bewegungsgesamtes von den Objekten und Gegebenheiten des äußeren Bewegungsraumes. Auch hier also wird zeitweise ein täuschender Komplementärmechanismus wirksam und erlebnispräsent, wie er von Bewegungsgesunden im GOLDSCHEIDERschen Versuch nachempfunden werden kann. An die Stelle verstärkten Fremdwiderstandes — wie in den früher genannten Beispielen — rückt das Erleben einer mehr oder weniger völligen Widerstandslosigkeit im Außenraum, anstatt des Haftens oder Angesogenwerdens wiederum die unzureichende Haftfläche des Bodens beim Gehen. Der pathologische Spannungszustand der Muskulatur, Innenwiderstand und Bewegungsverlangsamung stellen sich erlebnismäßig „nach außen" projiziert und komplementär dar.

Ähnliches scheint nun auch in bezug auf Greif-, Halte- und Arbeitsakte der Hand wirksam zu werden. Die Klagen häufen sich vor allem beim Umgang mit leichten und widerstandsarmen Objekten, beispielsweise beim Entfalten einer Zeitung, Umblättern von Buchseiten, Aufheben von leichten und widerstandsarmen Gegenständen. Es ist zu vermuten, daß auch hierbei Empfindungen in inadäquater Beziehung zu den Eigenschaften der Objekte, mit denen umgegangen wird, auftauchen. Die Leistungen gelingen „um so schwerer, je leichter der Gegenstand ist" . . . „alle knüllenden, rollenden oder schiebenden Bewegungen sind besonders erschwert" . . . Unter der zugreifenden Hand zerbrechen leichte Objekte wie etwa Kekse (BERINGERs Patient). „Alles, was Druck erfordert, ist nicht ausführbar" (Patient Da.). Als erlebnisgestaltende Faktoren werden wir auch hierbei Empfindungen im Sinne einer Lösung des Umweltobjekts beim Hantieren mit an und für sich widerstandsarmen, leicht zerbrechlichen Gegenständen voraussetzen dürfen. Insofern stellen sich die eigenmuskulär-tonischen Gegebenheiten ebenfalls komplementär „nach außen" projiziert dar, wie es der Situation beim Gehen entspricht.

d) Widerstands- und Gewichtsschätzung (Schweresinn).

Das aber wird man bei der Beurteilung von experimentellen Leistungsprüfungen auf Widerstandsdifferenzierung oder Gewichtsschätzung bedenken müssen. Entsprechende Untersuchungen wurden vor allem von DERWORT (Widerstandsempfinden) und von ZINGERLE, GOLDSTEIN, v. WEIZSÄCKER (Gewichtsschätzung) durchgeführt.

Für die Störungen im Abschätzen von differenten Außenwiderständen hatte DERWORT sehr schöne experimentelle Belege beibringen können (Widerstandsverläufe an einer Apparatur). So konnten Widerstände, wie sie sich beim Rühren in einer zähen Flüssigkeit oder zufolge einfacher Adhäsionswirkung zwischen zwei festen Körpern durch eine Art Bremse oder durch Trägheit und Schwere von Massen ergeben, subjektiv nicht voneinander differenziert werden. Hierher gehören auch die erheblichen Fehlschätzungen von Gewichten, wie sie sich

ZINGERLE (1922) und GOLDSTEIN (1924) ergaben. Dabei kam es zu Überschätzungen des tatsächlichen Gewichts um das Doppelte und Dreifache. DERWORT schloß, daß für solche Leistungsstörungen vornehmlich eine mangelhafte Individuation von Bewegung und Gegenstand bestimmend würden. BYCHOWSKI hatte von „mangelhafter Gerichtetheit auf das Objekt" gesprochen. Auf Grund des bisher Dargestellten wird es nunmehr möglich sein, die Grundlagen der Widerstands- und Gewichtsfehlschätzungen genauer zu umschreiben. *Die allgemeine Labilität im Objekt-Subjektbezug sowie diejenige in der Figur-Grund-Differenzierung innerhalb der bewegungsgebundenen Wahrnehmung führt zu Projektionen der Organeigenempfindungen nach außen, wobei Pervertierungen nach der Art von Komplementärphänomenen hinzutreten können.* So verfügt der Betroffene im Umgang mit den Objekten nicht mehr in dem Maße über wirklichkeitsangepaßte Bilder in seiner Wahrnehmung wie der Gesunde, der ohnehin — wie wir sahen — unter mancherlei Umständen ebenfalls entsprechenden Täuschungen unterliegen kann. In die Fehldifferenzierungen bei experimenteller Widerstands- und Gewichtsschätzung gehen maßgeblich organeigenempfundene Widerstände und (wie im folgenden noch zu zeigen ist) Schwereempfindungen „transponiert" in die zu prüfenden Objektqualitäten ein, wobei die paradoxen Objektverhaftungen oder aber -lösungen jeweils das Resultat bestimmen. So ist der Betroffene in stetig wechselndem Maße unsicher, ob die auftauchenden Empfindungen gewissermaßen autochthon „von innen" kommen oder sich erlebnismäßig als umweltbewirkt „von außen" gebildet darstellen. Die besondere Bedeutung der Versuche DERWORTs scheint uns darüber hinaus entscheidend darin zu liegen, daß die zu differenzierenden Widerstände nicht „direkt", sondern gewissermaßen „indirekt" über einen zu ergreifenden Hebelarm empfunden werden mußten. Es wurde also eine Prüfsituation gewählt, die derjenigen einer Qualitätsprüfung von Objekteigenschaften mit Hilfe eines Taststockes vergleichbar wird. Wir werden im weiteren auf die grundsätzliche Bedeutung solcher Prüfungen, die notwendig die Intaktheit des Körperschemas und seiner möglichen Ausweitungen (Einbegriff des Taststockes in das Körpereigenbild) voraussetzen, noch einmal zu sprechen kommen (S. 25). Auf jeden Fall ergänzen die von DERWORT erstmals in einer besonderen Weise „objektivierten" Täuschungserlebnisse im Hinblick auf Widerstandsdifferenzierungen das bisher Dargestellte. Wir verweisen bereits an dieser Stelle auf die durch unsere Vorstellungen nahegelegte Vermutung v. WEIZSÄCKERs, daß die Ausnutzung von Schwere und Trägheit — wie sie den Innervationsplan des Bewegungsgesunden kennzeichnet — für den Parkinsonkranken unmöglich wird.

e) Organeigenempfindungen der Schwere, Kraftlosigkeit, Schwäche, Spannung und Fixation.

Das Verständnis hierfür eröffnet sich jedoch erst dann, wenn wir im Anschluß an die bisher betrachteten Störungen in den beiden Grunddifferenzierungen (quasiaktives und -passives Wahrnehmen, Subjekt-Objekt-Bezug in der Wahrnehmung) nunmehr den vielschichtigen Komplex spontaner Organeigenempfindungen erörtern. Aus der Fülle individuell wechselnder subjektiver Organempfindungen pflegen sich zunächst Klagen über Schwere, Kraftlosigkeit und Schwäche einerseits, über Spannung, Fixation und „muskeleigenen" Widerstand andererseits herauszuheben. Auch hierbei wird sehr bald deutlich, daß — im Vergleich zum objektiv faßbaren Befund — solche subjektiven Empfindungen eigenartig widerspruchsvoll erscheinen und durchaus nicht immer der „Wirklichkeit" entsprechen. Das stellt sich zunächst in folgenden Beispielen dar:

Die Glieder seien „so schwer, wie tot, wie Blei... schwere wie tot am Körper hängende Glieder" (I) „beim Gehen sind die Beine schwerer als beim Sitzen; als ob ich soundsoviel Zentner mitschleppen müßte; ...auch beim Sitzen das Gefühl, daß die Arme schwer sind; im Bett hingegen sind die Glieder nicht so schwer" (Goi.).

„Ich habe keine Gewalt, den Pantoffel festzuhalten"; „....keine Kraft im rechten Fuß und Hand, der rechte Arm ist mir so schwer" (Klo.); „spürt die allgemeine abnorme Schwäche der Muskulatur" beispielsweise beim Aufrichten aus der Bauchlage mit aufgestützten Händen, beim Aufstehen und Hinsetzen, beim Heben von Büchern oder der Schreibmaschine" [daneben in Zusammenhang mit Ermüdung eine „allgemeine zitterige Schwäche" (BERINGER)]. „Als ob die Arme zu schwer sind und der Körper sie nicht mehr tragen will" und an anderer Stelle: „ihr Arm sei so schwer, als sei es nicht ihr Arm" (MENDEL).

„Ohne eigentliche Lähmung hat sie ein großes Gefühl von Schwäche" (Fall VI). Er habe das Gefühl „einer Last im Arm" (Fall VIII) „...es bestehen keine Lähmungen, die Kraft der Muskeln ist sogar sehr gut. Trotzdem kann der Kranke eigentlich nichts leisten" (ZINGERLE 1922).

Die rohe Kraft in den Armen ist gut (z. B. fähig, Klimmzüge zu machen oder an einer Leiter hochzuangeln). Am schwierigsten ist das Heraufziehen der Hose und Festhalten derselben beim Anziehen. Der Arm will dabei nicht so (MAYER-GROSS und STEINER). „Er habe das Gefühl der Schwere in den betreffenden Extremitäten... er fühlt, daß er schwerer geworden ist und eine stärkere Last zu tragen hat, es ist ihm, als ob an den Oberschenkeln ein Gewicht hängen würde" (BYCHOWSKI).

„Beim Gehen sei es, als ob der kranke Arm kein Gewicht hätte" (Kranker mit Hemiparkinson) (nach GAMPER).

„Trotz steter Tremorbewegung kein Ermüdungsgefühl" (LEWY).

„Rasche subjektive Ermüdbarkeit, muß deshalb fortwährend versuchen, ihre Stellung zu wechseln"; „...nach 3—4maligem Bewegungswechsel wurden weitere Bewegungen der Glieder unmöglich: die Kranke selbst führte diese Störung auf Schwäche und Steifigkeit zurück" (ZINGERLE).

„Rasche Ermüdbarkeit nach rasch hintereinander ausgeführten Bewegungen" (GAMPER).

Neben Empfindungen der Schwere, Kraftlosigkeit und Schwäche in den Gliedern kommt es vielfach zu eigentümlichen Sensationen der „Spannung", „Steifigkeit", „Innerer Widerstände" bei der Bewegung oder einer Fixation innerhalb bestimmter Stellungen der Glieder zueinander.

So schildern HAUPTMANNS Patienten: Die Glieder seien „in ihrer Stellung zueinander festgelegt". Bei der Ausführung von Bewegungen stellten sich „Hemmungen" ein, die für ihr Gefühl nicht „innen, sondern außen" (gemeint ist die Muskulatur selbst) saßen. Es handele sich um Bewegungsstörungen, die gewissermaßen „peripher sitzend, das Muskelsystem betreffend" empfunden würden.

BERINGERS Patient spricht von einer „gewissen Einbuße an Leichtflüssigkeit der Bewegungen", vor allem in den Fingern. „Wenn ein Gegenstand längere Zeit festgehalten wird, so wird das Loslassen durch eine Funktionsbehinderung gestört, die sich sehr ausgesprochen als „teigiger Widerstand gegen die angestrebte Bewegung repräsentiert".

Ein Patient von MAYER-GROSS und BÜRGER-PRINZ berichtet: „Die Beine kommen nicht mehr voneinander."

LEWYS Patienten äußern: „Spannungsgefühl in Sehnen und Knochen, am häufigsten im Kreuz und Beinen — als ob sich die Knochen zusammenschieben" — sie hätten die Empfindung, als ob die Muskeln nicht schnell genug erschlaffen, die Sehnen zu kurz geworden wären, die Glieder keine Neigung zeigten, aus einer einmal eingenommenen Haltung, der Schwerkraft folgend, in ihre Ruhelage zurückzukehren" — sie sprachen von „unangenehmer Spannung" und „lästigem Erstarren".

Auch MENDELs Patient gewann den Eindruck, „als seien die Sehnen zu kurz".

Unsere Patientin Ku. spürte eine „Steifigkeit im Gesicht" und Da. klagte über „Spannungsgefühle" im ganzen Körper, besonders in der Gegend von Kopf und Nacken.

ZINGERLEs Patientin: „sie habe ein krampfartiges Gefühl in den Beinen, finde nirgends Ruhe". „Früher bin ich der automatischen Bewegungen gar nicht bewußt geworden; heute möchte ich den Panzer sprengen. Ich möchte aus mir heraus und immer ist etwas, was mich stört." (DORER, S. 43).

Stellt man die subjektiven Empfindungen der Schwere, Kraftlosigkeit, Schwäche, Spannung, Fixation und innerer teigiger Widerstände" der objektiv faßbaren Symptomatik gegenüber, so fällt ein eigentümliches Mißverhältnis zwischen subjektivem Eindruck und objektivem Befund auf. Das hatte man schon sehr früh erkannt. Im Gegensatz zu der Auffassung PARKINSONs („Paralysis" agitans) fand man übereinstimmend, daß die Muskulatur zu durchaus guter Kraftentfaltung befähigt sein kann. (WESTPHAL, OPPENHEIM, ZINGERLE, FÜRSTNER, CHARCOT, TROUSSEAU, STRÜMPELL u. a.). Nach BYCHOWSKI können sich lediglich mitunter, und zwar in Spätstadien, „Muskelschwächen" (möglicherweise „sekundären Ursprungs") ausbilden. Wenn O. FOERSTER von einer Abschwächung der groben Kraft bei gesteigerter Ermüdbarkeit der Wilkürbewegungen sprach, so ging er offensichtlich von einer besonders ausgewählten Prüfsituation aus; an anderer Stelle weist er hingegen auf die gut erhaltenen Muskelkräfte hin. Jedenfalls fällt immer wieder die bei Widerstandsbewegungen oder fixierten tonischen Haltungen produzierte Kraft auf (MENDEL, RUNGE). TINEL (1920) hatte auf solche Dissoziationen zwischen der erheblichen Kraft bei passivem Widerstand (force de résistance passive) und der verminderten aktiven Kraft gegen den Widerstand (force active de résistance) aufmerksam gemacht. Auch SOUQUÉS (1920) unterschied zwischen statischer Kontraktions- oder Widerstandskraft, welche sich — wie er bemerkt — auch unter physiologischen Umständen von der weit schwächeren dynamischen Kontraktions- und Pressionskraft abhebt. Das hatte bereits DYLEFF (1909) an Kranken der DÉJÉRINEschen Klinik beobachtet. Er wies darauf hin, daß die Fähigkeit zu statischer Arbeit unverändert besteht, während dynamische Arbeiten nur verringert geleistet werden können. Der Kranke, der sich in späten Stadien nicht mehr an- und auskleiden kann, entwickelt beispielsweise beträchtliche Kraft dem Bestreben des Untersuchers gegenüber, wenn dieser seinen Gliedern eine andere Stellung geben möchte. WILSON hatte deshalb von „Muskelasthenie" gesprochen: „Wenn Kontraktur und Steifigkeit es nicht verbieten, so kann der Patient die Glieder bewegen". MEIGE hingegen verglich die Kraft bei Widerstandsbewegungen mit dem „Negativismus der Katatoniker", während MENDEL von „funktioneller Bewegungsschwäche sprach".

Ähnliche Mißverhältnisse bestehen aber auch zwischen Hypertonie und subjektivem Spannungsempfinden (MENDEL, TROUSSEAU, BÊCHET, COMPIN, ALQUIER, MAILLARD). Wir hatten eingangs (S. 4) bereits darauf hingewiesen, daß subjektive Spannungsempfindungen dem objektiv faßbaren Rigor zeitlich vorausgehen können. Auf zeitlichen und individuellen Tonuswechsel wird später einzugehen sein (S. 47).

So zeigt sich, daß subjektive Organempfindungen aus extrapyramidalgestörten Apparaturen in einer zeitlich und individuell wechselnden, keineswegs durchgängig adäquaten Beziehung zu den objektiv darstellbaren Störungsphänomenen stehen.

Hieraus aber wird die Unzuverlässigkeit solcher subjektiven Indicatoren für die Leistungseigenbeurteilung der Betroffenen deutlich. Der Charakter der subjektiven Empfindungen kann vielfach nur schwer, wenn nicht unmöglich, einer bestimmten objektiv faßbaren Qualität in der Bewegungs-Tonusstörung zugeordnet werden. Es gehört offenbar zu den Ausnahmen, wenn BERINGERs Patient folgendermaßen urteilt:

„Was sich dabei (Empfindung eines „teigigen" Widerstandes gegen die angestrebte Bewegung) abspielt, geht rasch vorüber und unterscheidet sich von anderen Lähmungs-formen. Da bei mir von jeher konstitutionell die dafür in Frage kommenden Nervenstämme dazu neigen (vor allem im Schlaf) mit vorübergehenden Lähmungen zu reagieren, ist die Möglichkeit des Vergleichs gegeben."

So wird man nur unter Vorbehalt gewisse qualitative Korrelationen zwischen subjektivem Empfinden und objektiver Störung voraussetzen dürfen. *Insofern ist das Gesetz von der spezifischen Energie der Sinnesnerven* (JOHANNES MÜLLER) *für die bewegungs-tonusverbundenen Sinnessysteme derart zu fassen, daß weit-gehend differente Umorganisationen in der Funktion muskulärer Apparaturen zu gleichen subjektiven Organeigenempfindungen führen können, daß aber auch gleiche objektiv analysierbare Symptome von verschiedenen subjektiven Organempfindungen begleitet sein können.* Man wird deshalb von vornherein gut tun, aus der Innen-symptomatik nicht sogleich auf das Vorliegen bestimmter und „adäquater" objektiver Qualitäten oder umgekehrt zu schließen. Bei parkinsonistischen Störungen sind sie lediglich als Ausdruck einer allgemeinen extrapyramidalen Umorganisation muskulärer Apparaturen anzusehen Eine so weitgehende Beliebigkeit und dauernde Wandlungsfähigkeit, mit welcher die subjektiven den objektiven Symptomen zugeordnet sind, weist sehr eindrücklich auf die ständige Unsicherheit in der Beurteilung des eigenen, in sich noch dazu schwanken-den Leistungsvermögens seitens der Betroffenen hin (s. S. 37/54).

LEWY (1924) hatte anhand einer Beobachtung darauf hingewiesen, daß die „Glieder keine Neigung zeigten, aus einer einmal eingenommenen Haltung der Schwerkraft folgend, in ihre Ruhelage zurückzukehren". Auch v. WEIZSÄCKER vermutet, daß die Ausnutzung der Wirkung von Schwere und Trägheit, wie sie für den Innervationsplan des Bewegungsgesunden charakteristisch erscheint, beim Rigor fehle. Nicht nur in bestimmten Haltungen, sondern auch während der Bewegung bleibe die übermäßige Fixation bestehen. Infolgedessen gleiche ein solcher Arm einem, „der gleichsam Schwere und Trägheit gar nicht oder ver-mindert besitzt, die führende Kraft hat es nur noch mit Deformationswider-ständen zu tun". Unterstellt man einmal derartige grundsätzliche Umorgani-sationen im Funktionsgefüge, so wird verständlich, in welchem Umfange die spontan auftauchenden subjektiven Organempfindungen im gesamten Leistungs-erleben verwirrend und irritierend wirken müssen.

f) Die Selbstentfremdung in der Wahrnehmung.

Es nimmt deshalb nicht wunder, wenn berichtet wird, daß die spontan auf-tauchenden Eigenempfindungen in einer eigentümlich befremdenden Form über-raschen. Vielfach gelingt es nicht sogleich, die Täuschung im Sinne einer Wirklich-keitsanpassung des Wahrgenommenen zu korrigieren (hierzu s. S. 65). M. PALAGYI und später A. GEHLEN hatten auf die grundsätzliche Bedeutung solcher Wahrnehmungen vom Charakter der „Selbstentfremdung" für den Gesunden hingewiesen. Am Beispiel unvermittelter und überraschender Selbstberührung lassen sich entsprechende Vorgänge besonders gut verdeutlichen. Mitunter scheint es den Betroffenen nicht zu gelingen, die nach außen fehlprojizierte täuschende Wahrnehmung zu „resubjektivieren". Das verleiht den Sensationen um so mehr eine veränderte „Ichqualität" (GRUHLE) im Sinne besonderer „Ichferne" mit der Tendenz zur Verselbständigung. Dabei können solche Selbstentfremdungen und Verselbständigungen sowohl die „Eigenempfindungen", als auch die gegenüber dem früher Gewohnten anders getönte „Fremdempfindung" betreffen. Hieraus erklären sich u. a. auch die folgenden Berichte, die zum Ausdruck bringen, daß die eigenen Bewegungen fremd, eigenwillig, apparaturartig wirken und nicht mehr selbstverfügbar erscheinen.

HAUPTMANNs Patienten berichten: „Die Bewegungen gingen nicht mehr so von selbst, wie früher, der Wille greife am ungeeigneten Objekt an."

Unser Patient Da. äußert, die Beine wollen nicht mehr mit, ich kann die Bewegungen nicht mehr so starten, wie ich möchte, die Beine gehorchen nicht.

Patient Klo. meint: Beim Waschen und Rasieren wollen die Hände nicht hoch.

BERINGERs Patient spricht von einer „Entharmonisierung des Kräftespiels" der zur Durchführung einer intendierenden Bewegung „aufgerufenen Muskeln und Muskelgruppen", und an anderer Stelle: von „plötzlichen Spannungsentladungen" beim Umgehen mit dem Eßlöffel, wobei die Gewalt, die den Löffel mitunter aus dem Griff bringt, subjektiv nicht als Spannung empfunden wird.

Ein Patient von EYRICH äußerte: „Die linke Hand tue, was sie wolle... die Hand sei eine Maschine."

BYCHOWSKIs Patient: „Die Hand sei ihm nicht zu willen, er wolle und könne nicht weiter, er fühle keine Kraft mehr" oder: „es ist ihm, als ob ihm etwas im Arm zurückhalte und die Bewegung bremsen würde", oder: „ich kann mir keinen Schwung mehr geben".

Der von MAYER-GROSS und STEINER beobachtete Patient: „als ob sich eine Barre zwischen mich und die Ausführungen legte".

Unsere Patientin Sa. sprach von der dummen rechten Hand, die beim Haarmachen nicht fertig wurde, während die linke schon längst so weit war.

III. Körperschemastörungen
und gefühlsnahe Allgemeinempfindungen.

a) Körperschema und „gefühlsnahe Allgemeinempfindung".

Den Eigenberichten ist in mancher Hinsicht zu entnehmen, daß mit den paradoxen Eigen- und Fremdempfindungen und ihren Fehlprojektionen störende Erlebnisse auftauchen, die teils spontane Wandlungen im Erleben des Körperschemas zum Ausdruck bringen, sich teils als „Gefühlsempfindungen" (SCHELER) darstellen. Körperschemaerlebnisse und gefühlsnahe Allgemeinempfindungen erscheinen zudem insofern verwandt, als sie unseren Empfindungen und Wahrnehmungen gewissermaßen als Dauerbereitschaften ständig anhaften. Die hiermit getroffenen bekanntermaßen recht vielschichtigen Erlebniskomplexe sollen zunächst in ihren verschiedenen Koppelungsmöglichkeiten an Wahrnehmung und Bewegung kurz erörtert werden.

b) Körperschemawandel in lokaler und generalisierter Form.

Auch im Körperschemaerleben können sich naturgemäß analoge Subjekt-Objekt-Beziehungen in ständig wechselnden Formen darstellen, wie das im „Wahrnehmen—Bewegen" der Fall ist. Körperschemabewußtheiten in Raum und Zeit (statisches und kinetisches Körperbild nach BECKER) sind also stets in irgendeiner Weise umweltabgestimmt und wechselnd umweltbegrenzt. Das zeigt sich vornehmlich in einer doppelten — lokalen und generalisierten — Form.

Beispielsweise stellt die lokale Ausweitung des Körperschemas, wie sie etwa bei geschicktem Umgang mit einem Taststock erlebbar wird, eine Täuschung dar, zufolge deren die widerstand- und tastempfindende Körpereigengrenze gewissermaßen bis an die Stockspitze „verlagert" wird (etwa beim Hervorholen eines unter den Schrank gerollten Balles). Der gleiche Transponierungsakt führt durch Einbezug der Stockbewegungen in die Eigenmotorik zu einem gewissermaßen übergreifenden und geschlossenen Bewegungsvollzug gegenüber dem Umweltobjekt „Ball". Eine solche „Subjektivierung" von Werkzeugen kann sich dementsprechend auch in Körperschemaerlebnissen dartun. Man wird sagen dürfen, daß ein sachgerechter und erfolggarantierender Umgang mit Werkzeugen und Apparaturen an das Gelingen solcher Transponierungen nicht nur im Bewegen—Wahrnehmen, sondern auch im Bereich des Körperschemaerlebens geknüpft ist. Es ist ebenso verständlich, daß solche Körperschemaveränderungen sehr eng an die „negativen Leistungen" des Nichtbeachtens oder an illusionierendes Vorgreifen gebunden sind. Von hier aus ergibt sich zunächst ein besonderer Zugang für die Widerstandsfehlschätzungen an der DERWORTschen Apparatur und für die Fehlleistungen im Hackversuch (DERWORT). Darüber hinaus dürften die Haftempfindungen beim Gehen, Aufrichten oder bei Greifakten auch körperschemamäßig gegeben sein. So ist beispielsweise aus der Bemerkung unseres Patienten Da. seiner Ehefrau gegenüber: „wenn du einmal ein Bein auf der Straße stehen siehst, dann ist es mein Bein", in erster Linie zu schließen, daß paradoxe Subjekt-Objekt-Verschiebungen im Körperschemaerleben recht wirkungskräftig anhalten können (pathologische Persistenz). Aber auch die Fehldifferenzierung von Widerständen anhand der DERWORTschen Apparatur lassen darauf schließen, daß nicht lediglich Projektionsstörungen in der Wahrnehmung zustande kommen, sondern daß die „werkzeug-einbegreifenden" Transponierungsvorgänge bzw. die notwendig lokalen Ausweitungen im Körperschema unzureichend funktionieren. Offensichtlich geht hierbei zugleich die normale Plastizität in bezug auf eine solche objektbegreifende lokale Schemaausweitung weitgehend verloren.

Zudem zeigt sich eine besondere Doppelgesichtigkeit, wenn man den Bezug zwischen Eigen„empfindungen" und lokalen „Schema"veränderungen ins Auge faßt. So stellt sich das Erleben passagerer Einschlafparesen sowohl im Empfinden unförmiger Anschwellung von Hand und Arm, als auch in entsprechendem lokalen Schemawandel vor. BECKER hatte kürzlich hinsichtlich verwandter Empfindungen bei Querschnittsgelähmten von „sensiblen Phantomerscheinungen" gesprochen. Neben einfachen Einschlaf-, Wärme- oder Kälteempfindungen oder solchen der Schwere und des „Muskelkaters" wurden Erlebnisse berichtet, die sich in gleicher virtueller Projektionsumkehr darstellten, wie in dem bereits angeführten Beispiel von S. KIERKEGAARD (S. 17).

„Es war so, als ob immer einer auf meinen Zehen stünde." „Es war so, als ob mir einer zu enge Schuhe an die Füße gezogen hätte", „es ist immer so, als wenn ein Pferd auf meinem Fuß herumtrampelt" „...als ob jemand furchtbar an meinen Zehen reißt" (siehe BECKER, S. 128/129).

In ähnliche Richtung weisen die folgenden, den innigen Bezug zwischen subjektiver Organempfindung und lokalem Schemawandelerleben darstellenden Beispiele aus den Berichten unserer Kranken:

Beim Gehen sei es, „als ob der kranke Arm kein Gewicht hätte, als ob er an einem Draht hinge" (Kranker mit Hemiparkinson nach GAMPER).

„Ihr Arm sei so schwer, als sei es nicht ihr Arm, als löse sich das Fleisch von den Knochen" (MENDEL).

„Es sei ihm, als wären die Beine mit Reifen umgeben" „... als ob jemand einen Nagel in die Nabelgegend geschlagen habe" (BYCHOWSKI).

Es käme vor, daß der Hand ein Gegenstand entfalle, den er mit ihr festhalte. „Er hat dabei das Gefühl, als ob die Hand geschlossen sei" „... Die Hand sei wie eine Maschine" „...sie sei gut für Arbeiten, die von selbst gehen" (EYRICH).

„Als ob die Arme zu schwer sind und der Körper sie nicht mehr tragen will" (MENDEL).

„Als ob ein Mühlrad im Genick arbeite... (ZINGERLE).

Auch in jenen bekannten Zuständen von Einknicken in den Knien und Zusammensinken beim Stehen wird mitunter berichtet: „als ob sie Steine auf dem Kopf haben", „das Gefühl, zusammenzusinken" oder aber „als ob sie jemand zusammendrücken würde" (ZINGERLE).

Im Rahmen eines etwas kompliziert gelagerten Extrapyramidalbildes (Fall V von GOLD-STEIN) kam es zu anfallsartigen Zuständen: ziehende Schmerzen in den Beinen und Gefühl „als ob Brust und Oberteil des Bauches dicker würden, in die Höhe gingen; er hatte zuerst keine Luft und konnte nicht sprechen".

„Gegen Morgen schlief ich etwas ein und fand beim Erwachen meine sämtlichen Gliedmaßen, die Beine bis zum Unterleib, Kopf bis zum Kehlkopf, die Arme bis zur Schulter eingeschlafen" (Bericht aus dem Initialstadium der Beobachtung von MAYER-GROSS und STEINER).

S.: beim Gehen: „als ob das Bein an einem Draht zurückgezogen wird".

Neben den örtlichen Schemawandlungen, verbunden mit entsprechenden Organeigenempfindungen, gewinnen die mehr oder minder generalisierten eine besondere Bedeutung für die Betroffenen. BECKER schloß mit Recht, daß sich alle Befindlichkeiten und Abläufe unseres Leibes unter bestimmten Bedingungen im Rahmen des Körperschemas manifestieren können („Funktionsbild"). Auch hierbei kann es zu Grenzverschiebungen zwischen „Eigenkörper" und Umweltgegebenheiten kommen. In der Regel wird normalerweise unsere Bekleidung mit einer gewissen Selbstverständlichkeit „eigenbezogen" und die Schemaeinheit Körper-Kleidung gegenüber der Umwelt im engeren Sinne erlebt. Das aber wird sich in dem Augenblick ändern, in dem die Empfindungen der Behinderung eigener Bewegung durch die Kleidung (Durchnässung) auftaucht.

Das demonstriert sich beispielsweise an dem bereits referierten Bericht unseres Patienten Da., der sich ohne Kleidung leichter und besser bewegen konnte (S. 12).

Hierher gehören aber auch alle tonus- und turgorabhängigen Schemarepräsentierungen, wie sie normalerweise unter extremer Temperatureinwirkung (Frieren, Schwitzen) entstehen können oder unter allgemeinen Tonusveränderungen etwa im Verlaufe autogenen Trainings. Auch hierbei handelt es sich um diffuse Tönungen im Sinne einer Ausweitung oder Einengung im Schema der eigenen Körperlichkeit, gewissermaßen in der Richtung eines „Entgegenkommens", Ausweitens und diffusen Übergreifens oder einer Einengung, Zusammenziehung und Erstarrung gegenüber der Umwelt. Schließlich wird man darüber hinaus jene an der Grenze

des Erlebnisfeldes auftauchenden Gegebenheiten von unterschiedlicher Reizoffen-
heit oder -abschirmung zu bedenken haben, wie sie in enger Abhängigkeit von
Tonuslage und -haltung gewissermaßen das Tegument als Schemabegrenzung
gegenüber der Umwelt zur Darstellung bringen. Denn auch die Art, Ausrichtung
und Kapazität unserer gesamten Wahrnehmungsapparaturen, als Teile unseres
Leibes, repräsentiert sich im Körperschema in dauerndem Wechsel. Wir hatten
diesen Sachverhalt an den besonderen Erlebnisweisen Späterblindeter darlegen
können[1]. In bezug auf solche generalisierten und diffusen Körperschemawand-
lungen geben die folgenden Eigenberichte parkinsonistisch Erkrankter einige Hinweise:

„Unangenehme Spannung, lästige Erstarrung" (LEWY).
„Patient bezeichnet sich selbst als Hampelmann, der sich als Ganzes bewegt, wenn man
an einem Faden zieht" (BRISSAUD).
„Beim Sprechen geht ein Telegraph durch ihren Körper, bei jedem Gedanken entstehen
Schmerzen im ganzen Körper" (ZINGERLE, Fall VI).
„Es sei ihm, als hätte er eine zitternde Maschine im Leib" (KLIPPEL-LHERMITTE).
„Er fühlt, daß er schwerer geworden ist und eine stärkere Last zu tragen hat" „... beim
Treppelaufen nur das Gefühl der Trägheit" (BYCHOWSKI).
Hierher gehören auch eigene bereits referierte Berichte: etwa das allgemeine Empfinden,
wie beim Gang auf Glatteis, wie gegen eine unsichtbare Wand, als ob man an den Gegen-
ständen hängt, im Sumpf geht, „wie ein Ziegelstein in einer Mauer eingeschlossen" u. ä. m.

Die Beziehungen zwischen spontan auftretenden Empfindungen zu entsprechenden Veränderungen des Körperschemas stellen sich offensichtlich als eine
Korrelation dar, innerhalb deren die Körperschemaerlebnisse gewissermaßen als
Dauerbereitschaften fungieren. Der erlebnismäßig gegebene Umschlag in neue
situationsadaptierte Leibbilder kann sich jederzeit spontan einstellen. Insofern
sind unsere Wahrnehmungserlebnisse ständig mit angepaßten Schemata „beladen"
(charged nach HEAD, unabhängig von dessen assoziationspsychologischem Ansatz).

c) „Gefühlsempfindungen" und eigenkörperliches Empfinden, „vitale Teilhabe" am Wahrnehmungsakt.

In manchen Hinsichten verwandte Bezüge ergeben sich nun im Zueinander und
in der Abgrenzung von Gefühl und Empfindung. Dieser Bereich ist im Anschluß
an Untersuchungen von H. BERGSON, M. PRADINE und M. SCHELER von sehr verschiedenen Blickpunkten aus analysiert und begrenzt worden. Bekanntlich stellt
sich die außerordentliche Vielschichtigkeit der hierbei zutage tretenden Bezüge am
Schmerzproblem besonders eindrücklich dar. Für unsere engere Fragestellung
wird wesentlich, daß sich das eigentümliche Gegenüber von „Gefühltem" und
„Empfundenem" nicht nur im Schmerzerleben, sondern auch im Erleben von
Schwere, Widerstand, Bewegung oder „gespürter "Kraft („force subie" nach
M. PRADINE) darstellen kann. Das hatte M. PRADINE eingehender zur Sprache
gebracht.

«... tout ces états physiques qui, sans être positivement douloureux, sont
moins tensifs, irritants et moteurs, comme les douleurs — il est évident, que les
états d'effort rentrent au plus haut point dans cette catégorie — tendent, comme
la douleur même à revêter des intensités graduées sur l'extension tissulaire de

---

[1] Der Erlebniswandel bei Späterblindeten. (Zur Psychopathologie der optischen Wahrnehmung) H. H. NÖLKE, Hamburg (1949).

l'irritation, qui les cause» ... «ces intensités tout affectives ne peuvent être confondues avec les intensités de caractère sensoriel et représentatif, qui restent toujours possibles à coté d'elles ... Il s'agit en réalité de deux mondes distincts.»

Es handelt sich also gewissermaßen um anhaftende Dauerbereitschaften (revêtement), die unter Umständen jederzeit Umschläge der bewegungs-tonusgebundenen Sinnesempfindungen in „gefühlsnahe Allgemeinempfindungen", gefühlsbetonte Befindlichkeiten, oder „Gefühlsempfindungen" (STUMPF, SCHELER[1]) bewirken können. H. BERGSON hatte die Plötzlichkeit erkannt, mit der in der Regel „Empfindung" in «intensités obscures» umzuschlagen pflegt.

«Ce sont des intensités obscures, qui apparaissent partout, dans la regression de la sensation justement au moment où celle-ci a fini sa tâche et où la défensive sensorielle désormais impuissante, passe la main à la défensive réflexe» (M. PRADINE).

Gefühlsnahe Allgemeinempfindungen der Schwäche, Abspannung, Schwere, Kraftlosigkeit oder Widerstandslosigkeit als gefühlsnahe Gemeinempfindungen (intensités obscures) pflegen also immer dann erlebnisvordergründig zu werden, wenn sich die Potenz zu bewegungstonusgebundenen Sinnesleistungen erschöpft, d. h. aber zugleich, wenn die lokomotorisch-tonischen Apparaturen in Defensivstellung gehen oder aber zu versagen drohen. Der Extrapyramidalerkrankte befindet sich in dieser Hinsicht naturgemäß in einer besonders gefährdeten und labilen umschlagbereiten Situation. Einmal ist er durch mangelhafte Verfügbarkeit über seine lokomotorisch-tonischen Apparaturen vor erheblichen Fehl- oder Minderleistungen nie sicher. In einer dadurch bedingten Dauerkontrolle (s. S. 54) sieht er sich zudem in seinen Wahrnehmungserlebnissen vor einer Fülle von Täuschungen, die wiederum eine erhebliche Ausweitung des Überraschungsfeldes bedeuten. Die oft berichtete „qualvolle Unruhe" wird nicht zuletzt auch durch solche latente Kippsituationen begreiflich. Von hier aus findet sich beispielsweise ein Zugang zu den als „Akathisie" bezeichneten Phänomenen, die sich erlebnismäßig als Gefühl qualvoller, teils dranghafter innerer Unruhe, teils ängstlich gefärbter Getriebenheit darstellen und über Zustände quälenden Unbehagens von Übermüdungs-Erschöpfungs- oder Muskelkaterempfindungen abgelöst werden können. Hierüber geben die folgenden Berichte ein eindrückliches Bild:

Spannung, Erstarrung, Ermüdung und Unruhe.

„Rasche subjektive Ermüdbarkeit, muß deshalb fortwährend versuchen, die Stellung zu wechseln" ... „ohne eigentliche Lähmung hat sie ein *großes Gefühl von Schwäche*" (Fall VI, ZINGERLE).

---

[1] Man wird GRUHLE recht geben, wenn er die Begriffe Empfindungsgefühl oder Gefühlsempfindung für wenig glückliche Prägungen und vielleicht auch für entbehrlich hält. In unserem Zusammenhange kam es lediglich darauf an, das formale Zueinander von Empfindung und Gefühl zu verfolgen, um von hier aus entsprechende Erlebnisformen bei Extrapyramidalerkrankungen besser verstehen zu können. GRUHLE betont, daß die sog. Gemeinempfindungen (z. B. Frische, Müdigkeit, Erschöpfung u. ä. m.) dadurch ausgezeichnet seien, daß sie sich im allgemeinen nicht lokalisieren lassen und in der Regel in besonderem Maße von Gefühlen begleitet seien. Dadurch heben sich die Gemeinempfindungen gegenüber anderen hervor. Entsprechend unseren obigen Erörterungen ist zu fragen, ob der Extrapyramidalerkrankte nicht besonders häufig solchen Gemeinempfindungen unterliegt, welche sich ebenfalls auf dem Wege über zunächst lokalisierbare Täuschungserlebnisse entwickeln können.

„Sie empfindet eine *große Unsicherheit*, kann nicht ausführen, was sie möchte..." „es ist in mir *etwas Inneres, was mich treibt*, aufzustehen, wenn ich sitze, da kann ich nicht ruhig sitzen bleiben, muß aufstehen und herumgehen. In einem Moment möchte ich hier, in einem anderen dort sein"...gibt an, daß sie „weniger fühlt, als früher" (BYCHOWSKI).

„Sie habe ständig ein krampfartiges Gefühl in den Beinen, *finde nirgend Ruhe;* tatsächlich gibt auch die Kranke beim Sprechen Äußerungen von *Unruhe und Angstgefühlen*" (Fall VI, von ZINGERLE).

„Die Spannungen seien so *unangenehm*, daß sie dauernd bestrebt seien, gewisse Haltungen einzunehmen, die sie vor *lästigem Erstarren* bewahrten. Deshalb könnten sie nicht still sitzen, müßten in kurzen Abständen aufstehen, sich wieder hinsetzen"...„Fragt man die Kranken selbst nach der Ursache dieser Unruhe, so sind sie vielfach sehr erstaunt und haben auf sie noch nicht geachtet" (LEWY).

Patient mit Myoklonismen: „Wenn er versuche, die Zuckungen zu unterdrücken, fühle er sich nicht wohl: *es trieb ihn dann dazu*, er finde *Unruhe und Spannung* im Fuß."

„*Quälendes Unbehagen in den Gliedern*, das einen fortwährenden Stellungswechsel veranlaßt" (ZINGERLE).

„Ich habe ein unangenehmes Gefühl in den Beinen, etwa wie wenn man lange im Theater oder Eisenbahnabteil sitze und nicht weiß, wo man seine Beine lassen soll"...„auch wenn es nicht zittert, im Sitzen leide ich dauernd darunter, beim Stehen wird das *unangenehme Gefühl* heftiger, wenn ich daran denke... vor jedem Stellungswechsel unangenehmes Gefühl im Bein" (MAYER-GROSS und STEINER).

„Unmöglichkeit zu sitzen oder zu stehen, Patient mußte während des ersten Jahres der Krankheit immer in Bewegung sein" (FALKIEWICZ und ROTHFELD).

So sieht sich der Betroffene durch die subjektiven Empfindungen „unangenehmer Spannung", „lästigen Erstarrens" (LEWY) oder durch „Ermüdungsgefühle in den Muskeln" (ERB) häufig in einen Zustand „qualvoller Unruhe" (EULENBURG) hineingetrieben. Dauernde ängstliche Unsicherheit und unbehagliche Erwartung scheinen derartige „gefühlsbetonte Befindlichkeiten" vornehmlich zu charakterisieren. Man wird die Erlebnisart dieser Zustände erst dann umfassender in den Blick bekommen, wenn man darüber hinaus gewisse Grundhaltungen der Betroffenen berücksichtigt, die sich ebenfalls aus der motorisch-tonischen Dekompensierbarkeit und Wahrnehmungsinsuffizienz ergeben. Wenn wir auch in einem späteren Abschnitt auf die besonderen Formen der Aufmerksamkeitsbedingung noch einmal eingehen werden, sei doch vorweggenommen, daß das, was BOSTROEM unter „psychomotorischer Einengung der Persönlichkeit" verstand und was gelegentlich als „psychische Viscosität" (Bradypsychie) oder „Blockierung der Psyche durch die abnormen motorischen Vorgänge"(GOLDSTEIN) bezeichnet wurde, unzureichend beschrieben wäre, wollte man nicht die subjektiv-erlebnismäßig gegebene Tönung solcher „Aufmerksamkeitseinstellungen einbegreifen. Den Zustand einer solchen Erwartungsspannung hatte ein von MAYER-GROSS und STEINER explodierter Patient treffend charakterisiert, indem er von einem ständigen „Lauern, d. h. Warten auf Störungen bei der Bewegung" sprach („wenn keine Bewegungsstörungen auftreten, dann kommen sie sicher, wenn ich darauf warte"). Die Erlebnistönung solcher Erwartungs- und Einstellsituationen kommt am besten anhand von Berichten über die Pulsionsstörungen beim Gang zum Ausdruck:

Gangunsicherheit, Sturzangst, Erwartungsspannung und „Lauern":

BERINGERs Patient bemerkt, „daß bei jedem Schritt die *Pro- und Retropulsionsgefahr ständig beachtet* ist und daß zu dieser mühsamen Gangführung auch die Bewegung des Kopfes gehört". Da. spricht von der *dauernden Angst, das Gleichgewicht zu verlieren*, „wie beim Radfahrenlernen". Der Gang müsse dauernd durch die Augen kontrolliert werden, man könne sich weder umsehen, noch den Kopf heben. „Das kann man nicht beschreiben, es ist die *Angst zu fallen, überzukippen,* dabei kann ich nie stehen bleiben, muß mir immer einen Ruck geben, um im Laufen aufzuhalten" (Ho.). Goi. hingegen versucht immer wieder, stehen zu bleiben, weil sie *befürchtet umzufallen.* Auch Kro. bleibt stehen, „weil ich das Gefühl habe umzufallen". Ich denke immer an die Beine, wenn ich laufe, beim Augenschluß im Dunkeln kann ich überhaupt nicht gehen". (Kro, Da.). „Es kann vorkommen, daß ich minutenlang mit angewinkelten Armen und eingeschlagenen Daumen regungslos stehen bleibe, weil ich *spüre, daß die nächste Bewegung zum Sturz führen könnte"* (B.). Er fügt hinzu, daß zufolge steten Aufpassens die starke Sturzgefahr die Stürze gerade selten mache.

Die „psychomotorische Einengung" der Persönlichkeit (BOSTROEM) kann sich also „von innen gesehen" auch als eine besondere Form von latenter Gefühlszuständlichkeit darstellen. Während sich beim Gesunden in der Regel immer nur dann Umschläge von Empfundenem zu gefühlsnahen Befindlichkeiten vollziehen, wenn sich unter dem Druck überwältigender und nicht mehr zu meisternder Außenreize die Potenz zu differenzierter Sinnesleistung erschöpft und „Defensivreflexe" einspringen, sieht sich der Parkinsonist in einer grundlegend andersartigen Situation. Es ist nicht so sehr der Druck nicht mehr beherrschbarer realer Umweltreize, sondern die Verwirrung durch Täuschungserlebnisse in der Wahrnehmung, die unsicher macht. Die Fehltransponierungen und Fehlkonversionen bringen nicht mehr sicher einzukalkulierende Widerstände und nicht mehr eindeutig abzuwägende Gleichgewichtssituationen zur Darstellung. Schwere-, Schwäche- und Spannungserlebnisse bewirken Erschöpfungssituationen, die den Betroffenen in stete gesteigerte Umschlagbereitschaften setzen. Hinzutreten die im folgenden noch eingehend zu besprechenden Verhältnisse im Lokomotorisch-tonischen (S. 40), die eine verminderte Einsatzbereitschaft und Verfügbarkeit in der Abwehr bedrohlich scheinender Umweltreize bedeuten. Auch stellt sich in diesem Bereich — wie wir noch sehen werden — sehr vieles subjektiv in verzerrter und nicht adäquater Form dar. Auf einem solchen Hintergrund kommt es zu jener besonderen Aufmerksamkeitseinstellung, die keineswegs nur nüchtern neutrales Abwägen, Prüfen und Führen der Bewegungen bedeutet. Vielmehr wird man sie als ein mehr oder weniger ängstlich-unsicheres „Lauern" oder furchtsam-ungewisses und dauernde Überraschungen vermutendes Verhalten charakterisieren dürfen. In stetem Wechsel, teils abhängig von der Betätigungsform oder von „endogenen" Bedingungen (S. 66/67) können Befindlichkeiten in der Richtung unangenehmer „innerer Unruhe", befremdend empfundener Erstarrung oder momentaner Ermüdung hinzutreten, die ebenfalls ängstlich-ruhelos oder aber im Sinne des Teilnahmslosen- Apathischen getönt sein können. So schafft sich der Betroffene durch seine Täuschungserlebnisse im Sektor bewegungs-tonus-gebundener Sinnesapparate gewissermaßen selbst eine besondere Art von „gefühlsbetonten Befindlichkeiten". Er erscheint in einer besonderen Weise bereit, ihnen zu unterliegen. Zugleich ist damit jederzeit eine gesteigerte Resonanz in bezug auf beunruhigende Allgemeinempfindung gegeben, welche — mit starker Angst verbunden — vielfach Situationen vom Charakter des scheinbar Lebensbedrohlichen auftauchen lassen.

Nur bei nüchterner Haltung kann mitunter über die Scheinbarkeit der Lebensbedrohung sachlich geurteilt werden: „Man kann paradox formulieren: Die stete Sturzgefahr macht die Stürze selten, weil sie auch ein stetes Aufpassen auslöst".

Unsere bisherigen Erörterungen zeigen, welche grundsätzlichen Schwierigkeiten immer dann auftauchen, wenn wir versuchen „Empfindung" und „Gefühl" einander gegenüberzuhalten. Begriffe wie Gefühlsempfindung, gefühlsnahe

Allgemeinempfindung oder Befindlichkeit sind nach mancher Richtung hin eher dazu angetan, die Mannigfaltigkeit des Zueinanders zu verdecken. Noch mehr gilt dies, wenn man von theoretischen Ansätzen ausgeht, welche die sog. Schichttheorien liefern; so etwa wenn man von einer Repräsentanz der Wahrnehmung im Bereich „vitaler Schichten" sprechen würde. Sicherlich ist etwas Richtiges getroffen, wenn THIELE (1940) meint, daß die hierhergehörigen „pathischen Elemente der Wahrnehmung" in tieferen somatopsychischen Schichten ihre Herkunft finden. PRINZHORN hatte in ähnlichem Zusammenhang von „vitalen Teilhaben" gesprochen. Wollte man von einer vitalen Teilhabe in bezug auf den Wahrnehmungsakt sprechen, so müßte man zugleich hervorheben, daß sich dies im Bereich der stärker „objektivierten" optischen und akustischen Sinne gegenüber den bewegungs-tonusgebundenen Sinnen in engerer Fassung (Widerstand, Gleichgewicht, Schwere u. ä. m.) nicht in gleichem Maße ausprägt. Wiederum zeigt sich allerdings gerade bei Erblindeten und Ertaubten mancherlei, was für eine sehr auffällige Resonanz in dieser Richtung, und zwar beim Auftauchen optischer und akustischer Täuschungserlebnisse sprechen würde[1]. Man wird also in unserem Zusammenhange hervorheben müssen, daß im Falle krankhaft behinderter und gestörter Wahrnehmungs- oder Bewegungsapparatur Täuschungserlebnisse innerhalb verschiedener Sinnesgebiete zustande zu kommen pflegen, welche in der Regel mit erheblichen Erschütterungen vom Charakter einer Lebensbedrohnis einhergehen.

Das aber illustriert sich auch beim Parkinsonisten besonders eindrücklich. Es handelt sich vornehmlich um eine erhöhte Umschlagsbereitschaft vom subjektiv und täuschungsreich Empfundenem in gefühlsbetonte Befindlichkeiten, welche die Betroffenen stetig unter den Druck latenter Kippsituationen setzen. So geraten sie nur zu häufig in Dauergestimmtheiten vornehmlich in der Richtung des Ängstlich-Gespannten, Unruhig-Gequälten oder des Teilnahmslos-Apathischen. Innere Unruhe, Erstarrung oder Ermüdung lösen einander ab. Wir werden auf S. 67 darzulegen haben, inwieweit sich aus solchen allgemeinen Gefühlsdispositionen Zuständlichkeiten im Sinne episodischer Verstimmungen entwickeln können.

IV. Die „innere Bewegung" als Residuum und Surrogat.
(Bemerkung zur Ausdrucksmotorik des Parkinsonisten.)

Wenn im einschlägigen Schrifttum vielfach die Rede davon ist, daß die Betroffenen auf eine merkwürdige Art ausdrucksverarmt, -behindert oder zumindest in der ausdrucksmotorisch möglichen Resonanz verzögert und zeitlupenartig verlangsamt wirken, so ist damit lediglich ein „auf den ersten Blick hin" faßbarer Sachverhalt getroffen. MENDEL hatte darüber hinaus darauf hingewiesen, daß der Gesichtsausdruck der Betroffenen eine „Böses ahnende Erwartung, Unbeholfenheit und Ratlosigkeit" widerspiegele, während SCHALTENBRAND (1929) meinte, daß „eine bestimmte motorische Stimmung" festgehalten würde („der Mensch befindet sich, ohne es zu wollen, in einer Lauerhaltung, Angst und Wuthaltung"). Man wird angesichts solcher Deutungen fragen müssen, inwieweit es überhaupt

[1] Siehe Fußnote S. 27.

angängig ist, ein durch erkrankte lokomotorisch-tonische Apparaturen bedingtes Ausdrucksbild auf seinen Sinn- und Darstellungsgehalts zu deuten. Wir berühren hierbei einen viel diskutierten Fragenkomplex, der sich vornehmlich um das Phänomen der Imitativ- und Nachahmungsmotorik zentriert. HOMBURGER hatte mit dem Begriff der „Beweglichkeit als Technik" und ZUTT mit demjenigen der „inneren Haltung" Funktionskomplexe hervorgehoben, die es ermöglichen, die Beziehungen zwischen Subjekt und der ihm zuhandenen motorischen Entäußerungen differenzierter zu erfassen. Da die hierher gehörige Problematik als bekannt vorausgesetzt werden kann[1], beschränken wir uns an dieser Stelle darauf, nur einige besondere Gesichtspunkte herauszustellen, die sich speziell für den Parkinsonismus ergeben.

Auch in dieser Hinsicht zeigt sich, daß man bisher vornehmlich gefragt hatte, welche Leistungen dem Betroffenen nicht mehr möglich sind: man konstatierte die allgemeine mimische Ausdrucksarmut, beispielsweise die mangelhafte ausdrucksmotorische Resonanz im Schreck oder auf Schmerzreize und das Zeitlupentempo aller Entäußerungen mit der Tendenz zur „Erfrierung". Es ist demgegenüber wiederum zu fragen, was an Stelle eines solchen Vakuums an positiven Entäußerungsmöglichkeiten verbleibt oder hinzutritt.

Wir gehen zunächst von einer eindrucksvollen Schilderung FOERSTERs aus:

„Man kann in ganz schweren Fällen die Kranken heftig stechen, wiederholt stechen, das Glied wird nicht eine Spur bewegt oder weggezogen, der Kranke rührt sich nicht, keine Wimper zuckt, *nicht die leiseste Schmerzäußerung erfolgt*, nicht einmal die Pupillenerweiterung tritt ein, und *doch ist die Schmerzempfindung in vollem Umfange vorhanden*. Ich habe einen Parkinsonkranken beobachtet, den eine Wespe in die Backe stach, ohne daß sich an ihm nur ein Glied rührte, *nur ein leises Zittern lief durch den Körper*. Ebenso charakteristisch ist zu sehen, wie solche Kranke durch Fliegen belästigt werden, ohne auch nur eine Spur Reaktion zu zeigen."

ZINGERLE beobachtete lediglich *verstärktes Zittern* durch Nadelstiche.

Aus den Berichten anderer Autoren und aus unseren eigenen Beobachtungen ergeben sich ähnliche Feststellungen.

Die von BYCHOWSKI und ZUCKER experimentell gesetzten Schrecksituationen (Schmerzreize, akustische Signale) hatten — jedenfalls z. T. — nur geringfügige Kreislaufreaktionen objektivieren lassen. FOERSTER beobachtete hingegen *starke Respirationsbeschleunigung* unter affektiver Erregung.

Wenn O. FOERSTER zu der in gewissem Sinne berechtigten Feststellung kam, daß jegliches „Zusammenfahren", Reaktiv-, Ausdrucks- oder Einstellbewegungen völlig fehlen, wird zu fragen bleiben, welche Möglichkeiten der Entäußerung dem Betroffenen überhaupt noch gegeben sind. Wir haben gewisse Hinweise hierauf bereits durch Kursivdruck hervorgehoben: ein leises, über den Körper laufendes Zittern, verstärkter Tremor, Respirationsbeschleunigung. Man wird angesichts dieser Beobachtungen schließen dürfen, daß sich der Kranke lediglich noch jener „Entäußerungsformen" „bedienen" kann, die dem Gesunden in überwältigenden Affekt-, Schreck- oder Schmerzsituationen übrig bleiben (starr vor Schreck, vor Schmerz gelähmt, ängstliches Zittern u. ä. m.). Das Darstellungs- und Abwehrvermögen der Betroffenen hat sich also auf gewisse elementare Residuen eingeschränkt. Zugleich handelt es sich dabei lediglich um Extremintensivierungen

---

[1] Siehe hierzu: H. W. GRUHLE: Verstehende Psychologie (S. 71 ff.). — ZUTT, J.: Die innere Haltung. Mschr. Psychiatr. **73**, 52 (1929). — HOMBURGER, A.: Zur Gestaltung der menschlichen Motorik und ihrer Beurteilung [Z. Neur. **85**, 274 (1923)].

der im voraus gegebenen Ausgangshaltungen (Haltungsstarre). Die kontinuierliche unsicher-ängstliche „Lauerhaltung" bringt offensichtlich eine Dauerbereitschaft zu Übersteigerungen mit Übergängen in extreme Erstarrungs-,,Unruhe" nach Art einer „erregten Ruhe" mit. Wir hatten bereits im Vorangehenden erörtert, unter welchen vor allem zeitlichen Beziehungen Vorgänge im Innenfeld solchen im Außenfeld zugeordnet sein können und werden späterhin erläutern, in welchem Umfange Tonusgestimmtheiten in Gang kommen können, ohne daß sich dies „objektiv" darstellt. Im Vorwege sei jedoch bereits an dieser Stelle darauf verwiesen, *daß sich gegenüber ausdrucksmotorischem Geschehen im engeren Sinne, d. h. in der Darstellung „nach außen" gewisse Vorgänge abheben, die sich vornehmlich bzw. nur im Innenfeld als eine Art Ausdrucks-Äquivalent abspielen können und subjektiv erlebbar werden.* Das aber scheint für entsprechende Erlebnisse von Parkinsonisten eine besondere Bedeutung zu gewinnen. Selbst dann nämlich, wenn Ausdrucksmotorisches objektiv nicht feststellbar wird, bleiben gewisse eigenkörperlich empfundene und lokalisierbare Sensationen möglich, die in etwa als Gefühlsempfindungen definierbar werden. Es steht zu vermuten, daß ihnen ebenfalls unwillkürliche Tonusstimmungen bzw. Funktionsveränderungen im Tonischen zugeordnet sind. Jedenfalls spricht hierfür ein aufschlußreicher Bericht des von MAYER-GROSS und STEINER beobachteten Patienten:

„Wenn ich eine Aussage mache, durch die die Herren überrascht sind, macht mir das den Eindruck, daß ich lachen möchte" ... „er habe dann ein eigenartiges, nicht weiter definierbares Gefühl körperlicher Art im Inneren des Körpers, meistens mit angenehmem Einschlag. Das trete vor allem auch auf, wenn ihm etwas imponiere, es sitze im Hinterkopf, in der Mitte, es sei ganz merkwürdig. Es entspreche vielleicht einer nicht ausgeführten Ausdrucksbewegung."

Man wird vermuten dürfen, daß es sich hierbei um lediglich eines der zufällig bekannt gewordenen Beispiele von ausdrucksersetzenden Erlebnisformen im Innenfeld handelt. Die ausdrucksmotorischen Möglichkeiten sind offenbar derart eingeengt, daß sie nur noch als „innere Bewegung" oder Tonusstimmung zur Entfaltung gelangen. Derartige Ausdrucksresiduen oder -surrogate werden unter gewissem Vorbehalt jenen dem Tierpsychologen bekannten „Intensionsbewegungen" (HEIMROTH) vergleichbar, die (ebenfalls einer aktivitätsspezifischen Erregung ohne merkbare Bewegungen entspringen) in ihren Ansätzen gewissermaßen stecken bleiben (H. ULLRICH).

HOMBURGER hatte der „Beweglichkeit als Widerspiel innerer Bewegtheit" die „Beweglichkeit als Technik" gegenübergestellt, und ZUTT hatte unter „innerer Haltung" einen Funktionskomplex verstanden, der uns erlaubt, Ausdrucksmotorisches zu imitieren, ohne innerlich entsprechend beteiligt zu sein. HOMBURGER legte zugleich dar, daß Nachahmbarkeit nur dann möglich sei, „wenn Gebärde, Lokomotion und Leistungsmotorik in eins gefaßt, kopiert werden". Er wies in diesem Zusammenhang auf Schwierigkeiten hin, die sich imitierendem Bewegungsverhalten entgegenstellen können.

Das demonstrierte sich ihm beim Versuch, alte Menschen in ihrer Haltung nachzuahmen.

„Die Nachahmung der Impulshemmung, Initiativ- und Ablaufsverlangsamung, die Vereinfachung und Einengung der Motorik klammert sich an selbst geschaffene Bewegungshindernisse, welche den wirklichen Herhang geradezu umkehren. Wenn ich die Füße an den Erdboden andrücke, so daß sie sich schlürfend an ihm hinziehen, kann ich mein Tempo verlangsamen; wenn ich mir mit dem Aufsetzen des Stockes das Tempo angebe, erleichtere ich mir sein Festhalten, wenn ich mit der Hand zittere, bin ich durch die Ausführung des willkürlichen Zitterns so in Anspruch genommen, daß ich kaum Bewegungen außerdem machen kann."

Solcherart technische Schwierigkeiten beim Nachahmen motorisch-tonischen Verhaltens Bewegungskranker dürften jedoch in besonderem Maße für jene Ausdrucksresiduen gelten, die als „innere Bewegung", „Intensionsbewegung" und „Tonusstimmung" vom Parkinsonisten erlebt werden. MAYER-GROSS und BÜRGER-PRINZ wiesen darauf hin, daß gerade die ichnahesten affektiven Vorgänge unmittelbar ins Motorische „abfließen" und die vitalen Stimmungen unter Umständen mit dem motorischen Verhalten geradezu identisch seien. Eine solche Identität besteht offenbar in erster Linie hinsichtlich der „inneren Bewegung". „Innere Bewegung" und Tonusstimmung sind zweifellos für imitativen Zugriff weniger verfügbar, wenn überhaupt erreichbar. Jedenfalls dürften sie ohne echtes adäquates Zumutesein nicht in dem Maße anspringen, wie Ausdrucksmotorisches im Außenfeld. Man wird fragen dürfen, inwieweit nicht dem Gesunden vertraute Innenfeldsensationen als Ausdruck besonderer Gemütsbewegungen (Herzdruck unter Kummer, Schmerzsensationen „vor Freude", Druck im Magen unter Ärger u. ä. m.) mit entsprechenden Tonusstimmungen oder inneren Bewegungen einhergehen. *Für den Parkinsonisten jedenfalls wird entscheidend, daß er zufolge mangelhafter „Außen"-Repräsentanz seiner Entäußerungen (Angst, Schreck, Freude usw.) die Innenfeldsensationen vordergründiger erlebt. Auf diese Weise kommunikationsbehindert, wird er in seiner Gemütsbewegung wiederum auf sich zurückgewiesen.* Das gilt sicherlich in einem Ausmaße, wie es der Gesunde nur an der Grenze seiner Ausdrucksmöglichkeiten erlebt.

Kehren wir nunmehr zu unserer eingangs gestellten Frage zurück, inwieweit ein durch erkrankte lokomotorisch-tonische Apparaturen bedingtes Ausdrucksbild auf seinen Sinn- und Darstellungsgehalt gedeutet werden kann, so werden wir antworten, *daß sich beim Parkinsonisten inneres Zumutesein in erster Linie in „inneren Bewegungen" als Ausdrucksresiduum und -surrogat darstellt.* Zum anderen kann sich der Betroffene in Form von Abschwächungen oder Verstärkungen krankheitsvorgegebener Dauerhaltungen entäußern (verstärkter Rigor und Tremor). FISCHER und LEYSER sprachen davon, daß die Betroffenen „ihrer eigenen stummen Sprache", wie sie in der Gesamthaltung des Körpers liegt, verlustig gingen. Wir fügen hinzu, daß sich die „stumme Sprache" gewissermaßen invertiert im Innenfeld darstellt und sich dadurch in sich selbst auffängt.

V. Über die Auswirkungen des „Übersehenen".

Wir hatten eingangs darauf verwiesen, in welchem Umfange manche objektiven Auffälligkeiten vom Betroffenen selbst anfänglich gar nicht bemerkt werden. Das gilt zwar für eine ganze Anzahl objektiv charakteristischer Symptome auch während der Spätstadien. Manches davon kann — wie wir sahen — durch Transponierung in andere Bereiche subjektiv erlebbar werden (S. 2). Anderes wiederum repräsentiert sich subjektiv nicht oder nur unter besonderen Umständen (z. B. Hypomimie, Ausfall der Mitbewegungen u. a. m.). Das fällt besonders bei Seitenunterschieden in der objektiven Symptomausprägung auf:

„Es ist bemerkenswert, daß sich die Kranken oft keine Rechenschaft davon abgeben, daß auch die andere Seite, die sie sogar als gesund betrachten, von der Hypertonie und Bewegungsstörungen, wenn auch in geringerem Grade, befallen ist, *als ob das größere Übel das kleinere übertönte*" (GOLDFLAM).

„Patient hatte die deutlichen Unterschiede in der Gesichtsinnervation bei sonst guter Selbstbeobachtung nicht bemerkt" (MAYER-GROSS und STEINER).

Man ist immer wieder erstaunt zu sehen, in welchem Umfange die objektiv als wesentlich erkannte Symptomatik subjektiv nicht beachtet, vielmehr übersehen zu werden scheint. Damit ist allerdings nicht gesagt, daß der Mechanismus des „Übersehens" bzw. „Nichtbemerkens" den Betroffenen vor jeglicher Auswirkung im subjektiven Bereich bewahrt. „Übersehen" meint zwar mangelhafte subjektive Repräsentanz im akuten Erleben, keineswegs aber zugleich stets fehlende Einprägung. Das hatte sich vor allem aus den eindrucksvollen tachistoskopischen Versuchen von ORBANTSCHITSCH (1908), POPPELREUTER (1915) und vor allem PÖTZL (1917) ergeben. Es sei hier lediglich auf die „verspäteten nachträglichen Einfälle", die „Anmeldung des vorbewußt Erfaßten" geraume Zeit nach der akuten Exposition, die Umwandlung der simultan gegebenen Anschauungserlebnisse in psychisch gegebene Sukzessionen und schließlich die Darstellung des im Wachen „Übersehenen" in Traum oder Hypnose verwiesen. Man hatte solche Auffälligkeiten vielfach auf die „Trägheit" zurückgeführt, „mit der gerade die optische Sinnessphäre reagiert" (PÖTZL). Jedenfalls zeigt dieser experimentell belegbare Sachverhalt deutlich, daß die „negative Leistung" in der Wahrnehmung keineswegs zugleich fehlende Einprägung bedeutet.

Wir hatten bereits auf den Traum unseres Patienten Da. verwiesen, in dem sich die tagsüber nicht beachteten optischen Zitterbewegungen (in Zuordnung zum Kopftremor) unter ängstlicher Erlebnistönung plastisch darstellten. Verwandtes demonstrierte sich in dem bereits referierten Traumerlebnis eines haltlosen Schwebens im leeren Raum entsprechend der täglichen Gangsituation. In diesen beiden Träumen bebilderte sich die unsichere Ängstlichkeit gewissermaßen wirklichkeitsadäquat. Auch das vom Betroffenen geschilderte „Nirwanagefühl" bzw. die „erlebte Unerträglichkeit des einförmigen Blickfeldes" dürften möglicherweise momentan übersehen bzw. nicht mehr ernst genommene „Gefühlsempfindungen" (in Zuordnung zur Hypokinese von Augen- und Halsmuskulatur und Lidschlagausfall) darstellen, die auf die Dauer jedoch besondere Einprägungskraft zu gewinnen scheinen.

Es ist andererseits recht bemerkenswert, daß sich das „Übersehene" nicht selten erst im Verlaufe plötzlicher Bewegungs- und Verhaltensänderungen *nachträglich* subjektiv darstellt. Das gilt beispielsweise für gewisse Tonuseigenempfindungen:

„Daß die Muskeln angespannt seien, empfinde er nicht, er merke vielmehr nur, daß er sie entspannen könne und erst im Moment nehme er wahr, daß sie vorher gespannt waren. Die Entspannung spüre er dann im Muskel selbst" (MAYER-GROSS und STEINER).

Manchmal bleibt die Hand in „Krampfstellung": „weil sie an die Hand nicht denkt und sie dann so steif halte" ... Patient gibt an, daß er das Verbleiben der Hand in der Übergangshaltung gar nicht bemerkt.

GOLDSTEINS Patient (Fall VI) bemerkte beim Armvorhalteversuch mit geschlossenen Augen das Absinken des erkrankten rechten Armes selbst erst nachträglich.

Ein solches auch dem Gesunden unter plötzlicher Bewegungs- oder Haltungsänderung erlebnismögliche „Nachhinken" der Empfindungen wird dem Parkinsonisten anscheinend häufiger bewußt.

Abgesehen von der „Trägheit" in der Wahrnehmungsrepräsentanz, dem „Nachhinken" unter Bewegungswechsel und in der Traumdarstellung wird für die Frage möglicher Auswirkung des „Übersehens" noch ein anderer Gesichtspunkt von Bedeutung. Auf Grund des bisher Dargestellten nimmt nicht wunder, daß zu den bis in die Spätstadien „übersehenen" Symptomen vor allem mehr oder weniger automatisch vollzogene Bewegungsabläufe, unwillkürliche Haltungsänderungen, Reflexmechanismen oder „unbewußtes" Ausdrucksgeschehen gehören. So pflegen beispielsweise der fehlende Lidschlag, Ausfall der Mitbewegungen, Veränderung des Gangrhythmus, Haltungsverfall, Kopftremor oder mimische Erstarrung vielfach nicht beachtet zu werden. Mitunter wird selbst die Akathisie nicht bewußt (LEWY). So nimmt es nicht wunder, wenn wir von GOLDSTEINS Patienten (Fall VI) hören, daß körperliches Zusammenschrecken im Affekt erst nachträglich bewußt werde. Auch hier wird aus der Eigensicht des Gesunden nur zu verständlich, daß der bewußtseinsfüllende Affekt gewissermaßen keinen Raum für eigenkörperliches Erleben läßt. Wenn eine unserer Patientinnen vermerkte, daß sie auf ihre mimische Ausdrucksleere erst aufmerksam wurde, als man ihr gegenüber äußerte: „freu Dich doch mal und lache doch", so wird ebenfalls deutlich, daß auch für den Amimischen bzw. Bradymimischen Form und Gestalt ausdrucksmimischer Resonanz als solcher nicht zu bewußter Innendarstellung kommen kann. Das wiederum bedeutet zugleich, daß der Betroffene an seine krankhaft veränderte Haltung, seine gewandelten Ausdrucksmöglichkeiten, an die Rhythmik und den Ablauf des ihm noch möglichen Bewegungsgesamts weitgehend unbewußt — gewissermaßen primär biologisch adaptiert — ist. Er lebt mit den krankhaften Haltungs- und Bewegungsformen unmittelbar und gleichsam so auf Tuchfühlung, daß er sie eigenkörperlich weitgehend als ureigene Entwürfe und gewollte Selbstdarstellung in Bewegung, Haltung und Ausdruck erlebt. So zeigt sich als Folge des Übersehens objektiver Krankheitssymptome — selbst in späten Prozeßstadien — wiederum die Tendenz zur Identifizierung mit der objektiv pathologischen Symptomatik. Insofern aber ist der Betroffene in einer besonderen und tiefgreifenden Weise von seiner Krankheit überwältigt. Von WEIZSÄCKER definiert die „negative Leistung" als einen „biologischen Tatbestand", „demzufolge jedes Tun auch ein Lassen ist, so daß das Lassen die Leistung mitgestaltet". Wir fügen hinzu, daß bei extrapyramidalen Erkrankungen die „übersehenden" Auseinandersetzungen mit eigenkörperlichen Vorgängen Art und Ablauf der pathologischen Leistung mitgestalten. Wenn die „negative Leistung" im Sinne von WEIZSÄCKERS die „Cohärenz" — (als „Einheit, welche das Subjekt mit seiner Umwelt in einer Ordnung bildet") — mit gewährleistet, dann verstrickt sich der Kranke notwendig selbst in seinen krankheitsbewirkten Cohärenzen, indem er sich identifizierend, distanzierend oder „übersehend" verhält. Das verstärkt sich naturgemäß mit zunehmender Dauer der sich allmählich einschleichenden Wandlungen im Tonisch-Motorischen. Hierbei prägen sich zugleich jene Wirkungsgesetze immer stärker aus, die von wahrnehmungspsychologischer Seite besonders am Beispiel optischer Störverhältnisse (Strattonbrille) auch experimentell analysiert werden konnten (ERISMANN, VON HORNBOSTEL).

Wochenlanges Tragen einer die optische Umwelt verändernden Prismenbrille führte nach den Untersuchungsergebnissen von ERISMANN nicht nur zu einem adaptierten Neuentwurf in der Kooperation der Sinne (beispielsweise allmähliche Übereinstimmung von gesehenen und getasteten Gegenstandsqualitäten im Gesamterleben). Vielmehr wurde die Stärke solcher Dauerprägungen im Augenblick des Absetzens darin deutlich, daß nunmehr für geraume Zeit optisches und taktiles Erleben subjektiv störend, nicht mehr übereinzustimmen, sondern auseinanderzufallen schien.

ERISMANN wies am Beispiel solchen „Werdens der Wahrnehmung" darauf hin, in welchem Maße die Wirkungsbereitschaft des vorangegangenen Weltbildes zurückgedrängt werden kann. Um so mehr wird man anhand dieses einfach gelagerten Modelles schließen dürfen, daß die „übersehende" biologische Adaptierung des Parkinsonisten in bezug auf die Wahrnehmung von Eigen- und Umwelt eine veränderte Sicht prägt, von der er im Laufe der Zeit zunehmend gefangen wird, und zwar um so mehr, als sich die Wirkungsbereitschaft des praemorbiden Weltbildes immer mehr verliert. Das gilt ebenso für die „nicht beachteten" Adaptierungsvorgänge an den Bewegungs- und Tonuswandel. *So bedeutet also nicht nur das Werden der Wahrnehmung, sondern auch das Entwickeln von Bewegung, Ausdrucksverhalten, Haltung usw. einen starken Prägungsdruck gegenüber der Wirkkraft lebendiger Realität aus gesunden Tagen*[1]. Damit wird deutlich, wie tiefgreifend gerade das „Übersehen" pathologisch bewirkter Symptomatik die Betroffenen in die „kranke Welt" hineintreibt. Je mehr er durch einspringende „negative Leistungen" einerseits vor einer Fülle unertragbarer und dekompensierender Erlebnisse (z. B. optisches Zittern beim Kopftremor, Bewußtsein der Ausdrucksstarre im zwischenmenschlichen Begegnen) bewahrt wird, desto mehr gewinnt durch eine Art Subjektivierungsprozeß — der die Einpassung des Kranken in die Realität erst garantiert — die Krankheit Oberhand. Sie hilft gewissermaßen ein ihr eigenes Bild von Innen- und Außenwelt zu entwerfen, das nunmehr zugleich die Welt des Betroffenen bedeutet. Bedenkt man schließlich die im Verlaufe solcher Prägungen auftauchenden Vitalzuständlichkeiten, Gefühlsempfindungen und Entäußerungsweisen gegenüber starkem Umweltdruck (innere Bewegung), so wird augenscheinlich, welchen Bereich solche Prägungen umfassen. Wir werden später (S. 67) auf die sich hieraus ergebende Frage eingehen, inwieweit sich nicht depressives Verstimmungsgeschehen im Verlaufe parkinsonistischer Verläufe von hier aus etwa im Sinne einer Prägungsverdichtung darstellen kann.

VI. Einige Grundlagen für die Erklärung der Intensitätsschwankungen und des Wechsels der Symptome.

a) Die Schwankungen in der Leistung und im Verhalten.

Wenn wir bisher vereinfachend von der Dauerwirkung der Krankheitsphänomene ausgingen, so bedarf das eben Erörterte sogleich einer entscheidenden Korrektur, indem die kontinuierlichen Schwankungen der Symptomatik und der Wechsel im Gesamtverhalten, im motorischen Leistungsvermögen, in der Ausprägung der Automatismen oder in der „Tonusstimmung" bedacht werden. Schon frühzeitig hatte man in unvermuteten Leistungsbesserungen, in plötzlich einsetzenden flüssigen Bewegungsabläufen (paradoxe Kinesien), vorübergehenden Bewegungserstarrungen (Pseudokatalepsie), im Nachlaß oder in der Steigerung der Tremorunruhe und im zeitweisen Irradiieren der Tremorunruhe oder Tonussteigerung sehr bemerkenswerte Krankheitszüge erkannt.

---

[1] siehe hierzu: „nebenläufige Bewegungen" (S. 58).

So unterliegt der Betroffene einem mehr oder weniger kontinuierlichen Wechsel seiner motorisch-tonischen Disposition.

Wenn auch dieser eigentümliche Wirkungsmechanismus des Symptomschwankens grundsätzlich jedem hirnorganischen Prozeß eignet, so pflegt er sich doch bei allen generalisierten Extrapyramidalerkrankungen in besonders eindrucksvoller Weise und ganz spezieller Ausrichtung darzustellen. Auch hier sind es in erster Linie spontan gegebene Selbstschilderungen, aus denen wir uns einen Einblick in die hierbei obwaltenden recht komplizierten und mehrschichtigen Mechanismen verschaffen können. Im Schrifttum finden wir eine ganze Anzahl hierhergehöriger Einzelberichte, die teils übereinstimmende, teils einander widersprechende, insgesamt aber außerordentlich variable Verhältnisse erkennen lassen. Vor allem erscheint es zunächst schwierig, aus der Vielgestalt der Faktorenkonstellation, welche die jeweilige Leistungsänderung und Tonusumstimmung maßgeblich bestimmt oder auslöst, den entscheidenden Umstand zu ersehen. Tonus und Bewegung als Lebensäußerungen pflegen im täglichen Leben sowohl Teilaspekte von Handlungs- und Ausdruckssituationen, seelischen Zuständlichkeiten, Gesamthaltungen oder Einstellungen darzustellen, als zur gleichen Zeit integrierende Bestandteile des Spannungsfeldes sensorischer Reiz — motorisch-tonischer Effekt. „Tonus—Haltung" und „Motilität — Motorik" sind also in ein sehr vielschichtiges System voneinander abhängiger Wirkfaktoren eingespannt. Innerhalb eines solchen Gefüges „rivalisierender ganzheitlicher Bestimmtheiten" können naturgemäß die Schwerpunkte im „Reversionsdruck" (welche Tonuslage und motorische Effekte jeweils bestimmen) situationsabhängig und konstellationsentsprechend wechseln.

b) Fremdreizbestimmte, umweltgebundene Bewegungsabläufe und Haltungen.

Es wird also zunächst darauf ankommen, einige wesentliche Grundkategorien menschlichen Sichbewegens und Sichhaltens in den Blick zu bekommen. Dabei gehen wir in erster Linie davon aus, daß sich unser motorisch-tonisches Verhalten innerhalb zweier gegensätzlicher Wirkungskreise darstellen kann. In einem Falle erscheint Tonus und Bewegung vornehmlich in handelndes und wahrnehmendes Umgehen mit den Objekten der Umwelt eingebettet. Man wird im Anschluß an Vorstellungen, welche von HOMBURGER entwickelt wurden, von reaktiv-fremdreizbestimmten, vorwiegend umweltobjektgebundenen Abläufen und Haltungen sprechen können. Es handelt sich zugleich um jenen Bereich, dessen Analyse unter dem Blickpunkt des Sensomotorischen vor allem von M. PALAGYI, E. STRAUSS, MINKOWSKI, v. WEIZSÄCKER, A. GEHLEN und CHRISTIAN vorangetrieben wurde. Wenn auch bereits von seiten der klassischen Neurologie die Auffassung vertreten wurde, daß bei Willkürbewegungen lediglich „der kleinste Teil der Innervationen willkürlich und bewußt geschieht" (v. STRÜMPELL, s. auch STERTZ), so ist doch erst in jüngster Zeit die oft bestimmende Rolle der Umweltobjekte und -gegebenheiten für „willkürliche" Bewegungsabläufe hervorgehoben worden. So hatte P. CHRISTIAN experimentell demonstrieren können, daß der eigentliche Ablauf der Willkürbewegungen Gesetzlichkeiten unterliegen kann, die aus dem Umgang mit den Dingen selbst entstehen. Das gilt vornehmlich im Falle wahrnehmenden Umgangs mit Objekten, und zwar auch derart, daß sich die Bewegung in die „bevorstehenden" Bewegungen des Dinges hineinversetzt, so daß sich die wahrgenommenen Gegenstände gewissermaßen mit Bewegungsniederschlägen beladen

(A. Gehlen). Bereits Homburger hatte dargestellt, wie sich durch solche Umweltbezüge „Berufsprägungen der Motorik" und „Intellektualisierungen der Bewegungen" im Sinne einer Anpassung an bestimmte Aufgaben und wechselnde Zwecke entwickeln können (Psychomobilität nach Steiner und Stern). Man wird nicht verkennen dürfen, daß sich die umweltbewirkten Prägungen menschlicher Bewegungen um so stärker auswirken können, je maschineller oder apparaturenhafter die Umgangsobjekte strukturiert sind. Das wird zumindest bei der Beurteilung von Leistungsexperimenten zu bedenken sein, wie sie beispielsweise von P. Christian und Derwort durchgeführt wurden. Aufforderungscharakter und Prägungsdruck werden hierbei besonders bestimmend; die Bewegungsführung erscheint im Extremfall von der Apparatur diktiert. Von hier aus zeigt sich ein erster Ansatz zum Verständnis der oft erstaunlichen Leistungsverbesserungen mancher Parkinsonisten beim Umgang mit Apparaturen.

Aus dem Schrifttum und eigener Erfahrung (Patient Ho., Li.) ergibt sich, daß erheblich bewegungsbehinderte und gangverlangsamte Kranke durchaus sicher auf dem Fahrrad fahren können. Hierher gehört auch die von manchen Kranken berichtete mehr oder minder gute Fähigkeit im Schreibmaschineschreiben bei schlechten und langsamen mikrographischen Leistungen. So etwa Beringers Patient: „Handhabung der Schreibmaschine die einzige annähernd intakte motorische Funktion" (wenn auch hierbei Langsamkeit des Bewegungsablaufes und beim Umschalten verzögertes Loslassen)[1].

Offenbar ergeben sich für den Parkinsonisten leistungssteigernde Faktoren allein aus dem Prägungsdruck gewisser apparaturhafter Objekte, mit denen umgegangen wird. Auch hierbei spiegelt sich also eine ähnliche Führungsüberwertigkeit von Umweltgegebenheiten deutlich wieder, wie sie dem Betroffenen zufolge pervertierter bzw. nach außen projizierter Wahrnehmungserlebnisse begegnet. Die extrapyramidale Umorganisation tonisch-lokomotorischer Apparaturen, rückt also gerade Leistungsmöglichkeiten in den Vordergrund, die in extremer Zuordnung zu Wirkkräften der Umwelt stehen. Hierin prägt sich offensichtlich zugleich eine Art verstärkter Auslieferung an die Umweltgegebenheiten aus. Von hier aus bietet sich eine Deutung des charakteristischen Leistungswandels beim Hackversuch mit dem Beil an, wie ihn Derwort von Parkinsonisten hatte durchführen lassen. Die gegenüber dem Gesunden sich darstellende „weitgehende Uniformierung der Schlagbewegungen in Richtung überwiegend gleichförmiger Beschleunigung" unter Ausfall des „mitzugebenden" Eigenschwungs läßt zunächst eine mangelhafte Individuation von Subjekt und Objekt in der Bewegung erkennen (Derwort). Damit sind jedoch lediglich die Beziehungen zwischen Hackklotz (Objekt) und der das Werkzeug einbegreifenden Subjekteinheit getroffen. In dem Bezug Werkzeug-Subjekt hingegen wird der Apparaturcharakter („Fallbeil") mit seiner Tendenz gleichmäßig abwärts zu fallen — gegenüber der Sachlage beim Gesunden — immer mehr führend. Auch hierbei also „diktiert" das Objekt (Werkzeug) verstärkt die Bewegung. Wir können abschließend sagen, *daß beim handelnden und wahrnehmenden Umgehen mit den Objekten der Umwelt die reaktiv-fremdreizbestimmten, vorwiegend objektgebundenen Bewegungen noch um so flüssiger ablaufen können, je stärker der Prägungsdruck apparaturhafter Objekte erscheint.* Für eine andere Möglichkeit gestörten tonisch-motorischen Verhaltens, die demgegenüber auf extremer Umweltlösung (als

---

[1] Beringers Patient führt die guten Leistungen beim Schreibmaschineschreiben auf die später zu besprechenden Tendenzen zu Symmetriebewegungen zurück (s. S. 49).

Ausdruck des Überwältigtseins) abzielt, findet sich erst dann ein hinreichender Zugang, wenn die weniger umweltgeführten, vornehmlich eigenständigen Bewegungs- und Haltungsformen zur Sprache gekommen sind.

c) Freie, eigenständige Bewegungsabläufe und Haltungsformen.

Dem vorwiegend umweltgebundenen Vektor von Tonus und Bewegung wird man — ebenfalls in Anlehnung an Vorstellungen HOMBURGERs — denjenigen der „freien, eigentätigen und selbstbestimmten" motorischen Vollzüge und Tonuslagen gegenüberhalten können. Gerade dieser Bereich eröffnet ein besonderes Blickfeld für die Störungsmechanismen beim extrapyramidal Erkrankten. Wir verstehen unter solchen freigestalteten, eigenständigen, in sich selbst geschlossenen Abläufen z. B. das Bewegungsgesamt bei gewissen Sportarten, beim Einzeltanz, beim Sichräkeln, bei allem gewissermaßen in sich verbleibenden Bewegungsspiel, innerhalb dessen sich das Umweltkommunikative auf ein Minimum (etwa die balancegarantierende Bodenberührung) einengen kann. Auch in manchem Ausdrucksmotorischen liegt eine so verstandene Anteilhabe. Es sind also Bewegungsvollzüge und Tonuswandlungen, die sich selbst genügen und in sich selbst darstellen, gewissermaßen als „zwecklose" Lebensentäußerung. Naturgemäß können sie zugleich „Ausdruck" und damit wiederum Umweltkommunikation bedeuten. Manches von solcher stets individuell und konstitutionell verankerten Eigenständigkeit im Motorisch-Tonischen pflegt dann zum Vorschein zu kommen, wenn die sacherforderliche Adaptierung im Umgang mit Objekten versagt. Das zeigt sich bekanntlich im Falle motorischer Debilität oder in der nervös-luxurierenden Motorik. In beiden Fällen wird (zufolge Ungeschicklichkeit) das „Maximum-Minimum-Prinzip als Charakteristikum ausgereifter Motorik" (HOMBURGER) im Umgang mit Objekten nicht voll verwirklicht. Vielmehr verselbständigen sich die Bewegungen mehr oder weniger unter weitgehender Nichtbeachtung der Umwelt- bzw. Objektgegebenheiten, wobei sich die Eigenständigkeit durch zunehmende Lösung von der Umwelt verdichtet.

In den Bereich des Pathologischen reichend, würden sich hieran beispielsweise mancherlei Ticbewegungen anschließen. JANET (1903) bezeichnete die Ticbewegung als «un acte stérile, qui ne produit rien». Wir ergänzen, daß sich diese Form „motorischer Dekadenz" [M. FÉRÉ (1890)] nicht zuletzt durch weitgehende Beziehungslosigkeit gegenüber der Umwelt und Verselbständigung im Sinne der Eigenständigkeit charakterisiert. Innerhalb so begriffener eigenständiger Bewegung und Haltung stellen sich nun einige allgemeine Grundtendenzen bzw. autochtone Wirkungskräfte dar, die im Folgenden zur Besprechung kommen.

VII. Spezielle Wirkungsfaktoren für die motorische Leistung und ihre Störungen.

a) Wirkungstendenzen innerhalb eigenständiger Bewegungs- und Haltungsformen.
(Nachbewegung und Nachhalt.)

Jeder Übergang in Bewegung, jede Lösung eingenommener Haltungen und jede Transformierung von Bewegung in Halt können in der Übergangssituation des „nicht mehr hier und noch nicht dort" eigentümliche Phänomene auftauchen lassen, die sich als Haltverharren oder Bewegungsweiterlauf darstellen („Schwer-ingangkommen" — „wie aufgedreht weiterlaufen", „nicht aufhören können"). Im Verlaufe der Ausreifung menschlicher Motorik werden durch Übung immer besser beherrschbare „Bewegungsformeln" (HOMBURGER) ausgeprägt, die beispielsweise: Bewegungseinsatz, Fortführung, Abschluß, Bremsung, Beschleunigung, Zurück-haltung, Verfeinerung u. ä. m. betreffen. So stellt sich Übung bzw. „Drill" gewissermaßen als das Gegenteil freier Kraftentfaltung dar (HOMBURGER). Trotz einer solchen „Intellektualisierung" unserer Bewegungen vermag sich der Gesunde besonders bei brüskem Umschlag von Bewegung in Halt (oder Halt in Bewegung) nicht von jenen Wirktendenzen frei zu machen, die als Nachbewegung und Nach-halt erlebt werden. Vielmehr werden sie gerade unter unvermittelter Transformie-rung etwa in Start- oder Stoppsituationen eindrücklich erlebbar. Das demonstriert sich besonders gut in dem folgenden von KOHNSTAMM angegebenen Versuch.

Wenn im Anschluß an starken Eigendruck beider Hände gegen eine Wand plötzlich scharfe Kehrtwendung gefordert wird, können sowohl unwillkürliche Haltungspersistenz der Arme als nachträgliches Vorhalten zur Beobachtung kommen.

Bei plötzlichem Sistieren von Dauerschwungbewegungen können im Übergang unwillkür-liche, mitunter objektabgelöste und eigenständige Nachbewegungen ablaufen (Schwungrad. Ziellauf).

Nachbewegung und *Nachhalt* im Übergang kann zugleich unvermitteltes Um-schlagen objektgebundenen tonisch-motorischen Verhaltens in weitgehend um-weltgelöste eigenständige Verselbständigung (Versuch von KOHNSTAMM) bedeuten. Die unvermittelte Objektablösung (Lösung von Wanddruck oder Schwungrad) erfordert schlagartige Umstellung auf eigenständige Bewegung oder Haltung. Allerdings pflegen sich Nachbewegung und Nachhalt mitunter nur in *tonischen* „*Nachstimmungen*" oder lediglich virtuell darzustellen, indem der reale mo-torische Nachvollzug unterdrückt oder Ausgangshaltungen überwältigt werden. Brüsker Bewegungsabbruch oder Haltungswechsel vollziehen sich also unter motorisch-tonischen Übergangsmechanismen (real oder virtuell), die zweifellos in gewissem Sinne entlastend, übergangserleichternd und erfolgsgarantierend wirken. So gesehen bedeutet der Mechanismus des Nachhinkens und allmählichen Ab-klingens des „Gewesenen" beim Übergang fremdgeführter zu eigenständiger Bewegung (oder Haltung) eine allmählich entlastende Umstimmung. Zweifellos bestehen in dieser Hinsicht gewisse Entsprechungen zu den bereits erörterten Nachempfindungsphänomenen. Solche Nachphänomene in der Transformierung können vom Gesunden am ehesten unter abruptem Extremwechsel innerhalb besonderer Wahrnehmungs- und Bewegungssituationen erlebt werden. Es dürfte ihnen in allerdings mehr oder weniger bewußt verdrängender oder „übersehender" Form Allgemeingültigkeit zukommen. Für das Innenfeld des Parkinsonisten jedoch gewinnen sie allem Anschein nach eine sehr entscheidende Rolle. Wir werden im folgenden darzulegen versuchen, in welchem Umfange sich von hier aus Erlebnis-zugänge zu den Phänomenen der Pulsionsstörungen, Palilalie, Adaptierungs- und Fixationsspannungen, Atem-, Schluck-, Husten- und Defäkationsstörungen und der Bewegungsstörungen von Hand und Fingern ergeben. Vor allem erlaubt eine solche Betrachtungsweise, die genannten scheinbar heterogenen Störmechanismen unter einem einheitlichen Erlebnismodus und auch unter einheitlicher Wirkungs-tendenz zu sehen.

1. Pulsionsphänomene.

Die meist eindrucksvoll geschilderten, objektiv verfolgbaren und experimentell jederzeit darstellbaren Pulsionsphänomene sind bisher recht verschieden gedeutet worden und in mancher Hinsicht in ihrem Zustandekommen ungeklärt geblieben.

ERB hatte in der Starre der Rumpfmuskulatur, WOLLENBERG, MENDEL und MINGAZZINI in der Schwäche, Rigidität und in der Verlangsamung von Willensimpulsen und STERTZ im Versagen automatischer Bewegungen zufolge einer gestörten Innervationsbereitschaft die maßgeblichen Ursachen der Pulsionsstörungen gesehen. Auch OPPENHEIM betonte die Unfähigkeit, die in tonischer Starre befindlichen Muskeln rasch zur Kontraktion zu bringen. ZINGERLE hingegen sah in den Pulsionsstörungen den Ausdruck einer zentral bedingten Unfähigkeit, Änderungen der Gleichgewichtslage des Körpers durch Schwersinnsreize ausgelöste Bewegungen (auf dem Wege des Kleinhirns oder niederer Zentren) durch unwillkürlich zweckmäßige Einstellungen der Muskeln bzw. durch Gemeinschaftsbewegungen zu hemmen oder auszugleichen. BYCHOWSKI vermutete eine Störung in der Koordination der Gehzentren.

Die Deutungen zielen also wesentlich auf den Tonuswandel, die mangelhafte Innervationsbereitschaft und den Ausfall von Gemeinschafts- und Einstellbewegungen ab, Vorgänge, welche die Pulsionsphänomene gewissermaßen als Resultatsstörung zur Darstellung bringen. Andererseits ist nicht zu übersehen, worauf WOLLENBERG aufmerksam macht, daß Propulsionsphänomene zu einer Zeit ausgeprägt sein können, in der die Körperhaltung noch wenig verändert und der Rigor wenig ausgeprägt erscheinen. Man griff deshalb auch auf mehr oder minder zentral bewirkte Koordinationsstörungen als Pulsionsursache zurück. Überblickt man die im folgenden angeführten Eigenberichte, über den Wechsel in der Ausprägung von Pulsionsphänomenen, wird man von unseren oben erörterten Ansätzen aus einiges im Hinblick auf die Erlebnistönung und die hieraus ablesbaren Störungsmechanismen hinzufügen können.

Nach längerem Sitzen ist der Gang am meisten durch die Steifigkeiten gehindert; *je länger er geht, desto besser* (ZINGERLE, Fall II).

Patientin konnte nicht langsam gehen (groteske Schleuderbewegungen des Beins); *es gelang ihr nur, wenn sie rannte und schnell lief* (GOLDFLAM).

...*alles Gehen wird bei ihm zum Laufen,* weil er beim Gehen das Gefühl hat, daß er auf einem Fuße nicht stehen kann (ZINGERLE, Fall VIII).

BERINGERs Patient wies darauf hin, daß sich *das Gefühl, nach vornüber zu fallen stärker auspräge, wenn er langsam gehe.*

Unser Patient Da. schildert, daß er *beim Schnellgehen ein größeres Sicherheitsgefühl* habe, „besonders, wenn ich die Treppe schnell herauf und herunter gehe".

Auch Klo. berichtet: „wenn ich stehe, habe ich das Gefühl, nach hinten zu fallen, dann werfe ich mich rasch nach vorn und gehe los; *beim Rennen geht es am besten, dann mache ich auch größere Schritte*".

Dementsprechend wird von vielen geklagt, daß die Bewegung in engen Räumen mit vielen Hindernissen und der Notwendigkeit sich häufig umdrehen zu müssen, also das Tempo wiederum zu verringern, wesentlich erschwert sei, während das Vorausgehen im freien Gelände weniger gestört empfunden wird.

So berichtet OPPENHEIM von einem Patienten, „der im Freien allein gehen kann und sich *im Zimmer nur fortzubewegen vermag, wenn er von hinten gestützt wird*" und von einem anderen Patienten, der nicht durch eine Tür zu gehen vermochte, „wie gebannt" in einer Art „Basophobie" stehen zu bleiben pflegte.

Unser Patient Da.: „*dabei kann ich nie stehen bleiben, muß mir immer einen Ruck geben, um im Laufen aufzuhalten*".

Goi. hingegen *versucht immer wieder, stehen zu bleiben, weil sie beim Gehen fürchte umzufallen.*

Auch BERINGERs Patient berichtet, daß er „regungslos stehen bleibe, weil ich *spüre, daß die nächste Bewegung zum Sturz führen könnte*".

Aus den Eigenberichten heben sich die bei Gang und Stand maßgeblich werdenden Störmechanismen recht klar heraus: Der Bewegungsbeginn ist durch schweres Ingangkommen mit Haltstarreempfindungen gekennzeichnet, die nur allmählich zurücktreten. Die Nachhaltephänomene begleiten vornehmlich die Initialbewegungen. Insofern sind dem Initialgang standspezifische Gleichgewichtshaltungen und Tonuslagen zugeordnet, was sich durch die standadäquate Armruhehaltung ergänzt. Schließlich kann das Ganze durch die im Vorangehenden geschilderten Transponierungs- und Konversionsphänomene (S. 10/16) im Übergang von Ruhe zu Bewegung getönt sein. Unter langsam zögernder Schrittführung (Démarche trepidant) gewinnen hingegen die Propulsionsmechanismen mehr überhand. Die Betroffenen sind gezwungen, gewissermaßen „ihrem Schwerpunkt nachzulaufen" (CHARCOT, ORDENSTEIN). Nunmehr erschwert sich aber auch der Übergang zu Stand und Halt. Unter Propulsionsfurcht vermögen die Betroffenen nicht mehr ohne weiteres stehen zu bleiben. Die Situation ähnelt derjenigen des Bewegungsgesunden beim sich überkurbelnden Bergab- oder Rückwärtslauf. Die Betroffenen unterliegen dem starken Reversionsdruck ihrer Nachbewegungen: wie der Gesunde im Auslauf nach Überrennen der Zielschnur. Nur unter energischem Sichzusammenreißen kann gestoppt werden. So läuft der Betroffene nicht nur seinem Schwerpunkt sondern absurderweise seinen Nachbewegungen nach. Nur beim Schnellauf vermag er beides gewissermaßen einzuholen und fühlt sich gleichgewichtsgesicherter. So wird auch erklärlich, daß etwa die Sicherheit bei raschem Treppauf- oder Treppablaufen zunimmt, obwohl doch hierbei besondere Ballancelagen des Körperschwerpunktes erforderlich werden. Denn Treppenlauf bedeutet weniger Vorwärts- als Auf- bzw. Abwärtsbewegen, so daß Propulsivnachbewegungen nicht in dem Maße zum Zuge kommen.

Eine Entsprechung hierfür unter Umständen extremer Auf- und Abwärtsbewegung dürfte vielmehr in Phänomenen gegeben sein, wie sie etwa jene Wirktendenzen im Rahmen des sog. Liftgefühls darstellen, auf die *Schilder* aufmerksam gemacht hatte.

Wenn hingegen unter starker Propulsionsfurcht abrupt Halt gemacht wird, verlieren sich die Nachbewegungstendenzen nur unter extremer Halterstarrung: „wie gebannt", „minutenlang mit angewinkelten Armen und eingeschlagenen Daumen regungslos"; nunmehr erst ist der Betroffene dem Bewegungsdruck entzogen. Mitunter jedoch kann solche Haltstarre in Retropulsivtendenzen umschlagen: „dann werfe ich mich rasch nach vorn und gehe los". *So wird eindrücklich, in welchem Umfange sich die Betroffenen gewissermaßen in einem ununterbrochenem Kontinuum zwischen Gang und Stand befinden.* Hieraus erklärt sich wiederum die ängstlich-unsicher aufmerkende Lauerhaltung. Versucht man einmal die Pulsionsphänomene und Halterstarrungen als solche Transformationsstörungen zwischen Bewegung und Halt einschließlich der sie integrierenden tonischen Vorgänge zu betrachten, dann ergeben sich bemerkenswerte Entsprechungen zu den im folgenden zu erörternden Störungsmechanismen.

2. Palilalie.

STERTZ hatte den einmal in Gang gekommenen Sprechakt dadurch zu kennzeichnen versucht, „daß alsbald mit einer Art Nachdauer die Einstellung auf die Vokale festgehalten wird, die sich unprononziert und gedehnt aneinanderreihen, während die Konsonantenbildung immer verwaschener wird." Wir werden hinzufügen können: der Ablauf unprononzierter Vokale „überrennt" gewissermaßen in einem Atemzuge die Gestaltung der Konsonanten, deren Bildung ja zugleich momentanen Stopp des Sprechatems, bzw. der Thorakalbewegung, damit aber die Gefahr einer Halterstarrung im Sprechfluß bedeutet. Umgekehrt spiegelt sich die Verzögerung in der Initialphase beim Gehen in dem oft zu beobachtenden Schweringangkommen beim Sprechen wieder (Nachhalt). *Auch im Wechsel von Sprech„bewegung" und Sprech„einhalt" verbleibt der Betroffene in der gleichen Übergangssituation, wie im Gang-Stand-Kontinuum.* Von hier aus aber finden zwei weitere Phänomene eine besondere Deutung. Die charakteristische Monotonie im Tonfall und die Nivellierung der Sprachmelodie dürften in erster Linie auf Halterstarrung der modulierenden Kehlkopfbewegungen hinweisen. Auch in der Tongabe wird aus der Übergangssituation ein Weg gewählt, der im Tonfluß die Gefahr des Tonversiegens durch Übergang von Ausgangshaltung zu modulierender Bewegung vermeidet.

3. Atem-, Schluck-, Husten- und Defäkationsstörungen.

Nicht selten zeigt sich Ähnliches in dem charakteristisch veränderten Ablauf der Atmung, der sich sowohl als außerordentliche Beschleunigung (extrapyramidale Tachypnoe) als im Verflachen der Atmung mit zeitweise unterbrechendem Seufzeratmen (d. h. brüsker Lösung von der Atmungsdauerhaltung) ausprägen kann. Gewisse Parallelen zum Überkurbeln und Spontaneinhalt beim Lauf werden hierbei unverkennbar. Es steht zu vermuten, daß Hustenmechanismus, Verschlucken, Defäkationsverlangsamung mit besonderen Preß- und Druckmechanismen u. ä. m. auf gleichartigen Übergangsstörungen beruhen. Hierfür folgende Beispiele:

Ein Patient von MAYER-GROSS und STEINER berichtete, daß sich ein merkwürdiges Vorsichherknurren immer dann beim Stuhlgang einstelle, wenn und so lange er Druck ausüben wolle. Da starker Preßvorgang beim Stuhlgang Glottisverschluß voraussetzt, bedeutet das geschilderte Phänomen wiederum mangelhaften Schluß, also unvollständigen Einhalt bzgl. des Ausatmens. Weiterhin wird geklagt, daß es länger dauere, bis er zum Husten käme. Auch Husten setzt bekanntlich momentanen Halt mit Stimmritzenschluß voraus. Daher wiederum leichteres Verschlucken.

Auch BERINGERs Patient schildert eindrücklich Schluckstörungen. Wiederum bedeutet Schlucken zugleich Atemeinhalt. Zudem wird angegeben: verlängertes Gähnen und Pfeiferauchen (MAYER-GROSS und STEINER).

4. Bewegungsstörungen an Hand und Fingern.

Wenn wir die bereits erörterten (S. 11, 12, 21) Beispiele nunmehr unter dem Gesichtspunkt einer durch Nachbewegungen und Nachhalt gekennzeichneten Übergangssituation betrachten, so ergibt sich ein ähnlicher Sachverhalt. Auch hierbei kommt in dem Phänomen des „Überdrückens" das Kontinuum zwischen Bewegung und Halt zum Ausdruck. Wenn zerbrechliche Gegenstände (Kekse) unter dem Nichtaufhörenkönnen im Zufassen zerdrückt werden oder wenn beim Aufheben von dünnem Papier bzw. Umblättern der Zeitung die Faßbewegung unterbrechungslos (und daher nicht fassen könnend) am Gegenstand vorbei „selbständig" abläuft, demonstriert sich die Transformierungsstörung besonders eindrücklich[1]. Entsprechendes gilt für die Phänomene nachträglichen Festhaltens

---

[1] Es scheint deshalb recht bemerkenswert, wenn BERINGERs Patient zum Aufheben leichter Gegenstände (Papier) eine Pinzette benutzte, um mit Hilfe von selbstgewähltem Fremdwiderstand die Störung auszugleichen.

und Nichtloslassenkönnens. Die Haltpersistenz der passiv vorgehobenen Arme zeigt eindrucksvoll den Nachhalt im Übergang von fremdgeführter zu eigenständiger Bewegung.

5. *Fixations- und Adaptionsspannung (erhöhte Bewegungsbremsung)* *als Transformierung von fremdgeführter zu eigenständiger Bewegung.*

Hier schließen sich auch gewisse für die neurologische Funktionsprüfung wichtige Phänomene an, die — durch passive Gliedbewegung prüfbar — unter „Fixierungsspannung", „Adaptierungsspannung" und „Bewegungsbremsung" verstanden werden. FOERSTER hatte festgestellt, daß die abnormen Spannungsentwicklungen der Muskulatur bei passiver Annäherung ihrer Insertionspunkte an grundsätzlich allen Muskelgruppen zustande kommen können. Die Muskulatur tendiert offenbar dahin, sich der Annäherung der Fixationspunkte anzupassen und zugleich in diesem Zustande zu verharren (FOERSTER). Wenn man in diesem Bezug mitunter von „Nachkontraktion" oder „Nachtonus" sprach, so sah man den Unterschied gegenüber myotonen Reaktionen wesentlich darin, daß der Extrapyramidalmechanismus durch eine gewisse sich versteifende Zunahme der Muskelkontraktion gekennzeichnet ist (GOLDFLAM, STERTZ). Die Phänomene charakterisieren sich weiterhin dadurch in einer besonderen Weise, daß es vornehmlich brüske und rasche Passivbewegungen (Beugung, Streckung, Rückschlag) sind, die den signifikanten Effekt bringen. Bei vorsichtiger, langsamer Dehnung gelingt es in der Regel, die Dehnungskontraktionen fast oder ganz zu vermeiden (GOLDFLAM, GAMPER). Hierher gehört auch die Erfahrung, daß bei langsamer extremer Dehnung Rigornachlaß beobachtet werden kann und sich bei wiederholten Dehnungen Rigorminderungen einstellen können. Abrupte Bewegungs- und Haltungsänderungen durch überraschende Umwelteinwirkungen steigern also — wie auch beim Gesunden — die störenden Übergangsmechanismen ebenso, wie besonders starker Umweltdruck. Ähnliches kann jedoch wiederum extremer selbstgegebener und sich gewissermaßen selbst überwältigender Bewegungsschwung auslösen. Das illustriert sich durch die folgenden Beispiele:

STERTZ berichtet zwei eindrucksvolle Beispiele für abruptes Inschwungsetzen und unvermitteltes Erstarren: Der eine Patient konnte „unter Ausnutzung der Propulsion" ins Bett gewissermaßen springen, während er nicht hineinzusteigen vermochte. Dabei erstarrte er aber regelmäßig sogleich in Hockstellung, in der er angelangt war. Ein anderer erstarrte ebenfalls wiederholt, wenn er auf den Nachtstuhl gelangt war oder beim Versuch ins Bett zu steigen.

Ein Patient GOLDFLAMs steckte beim Jackettanziehen seinen Arm in den einen Ärmel und verharrte unvermittelt in der eingenommenen Stellung.

GOLDFLAM und GAMPER vermuteten bereits, daß Antagonistenkontraktion und zeitgleiche Antagonistendehnung beim Loslassen eines Widerstandes in gewissem Sinne als Normalphänomene anzusehen seien. Lediglich deren enorme Steigerung kennzeichne die Störung. Diese Deutung schließt sich an die von uns erörterten Zusammenhänge zwanglos an. Die Bewegungsbremsung bei brüskem Widerstandsfortfall bedeutet eine Art Entlastungsmechanismus beim Übergang von Kraftentfaltung zu Kraftnachlaß ebenso, wie die Nachbewegung und der Nachhalt im Übergang von Gehen zu Stehen. Beim Umgang mit Fremdwiderständen (Maßnahmen des Untersuchers) weitet sich das Überraschungsfeld der Umwelt aus. Die Unsicherheit im Übergang von Fremd- zu Eigenführung verstärkt sich infolgedessen erheblich, so daß die Sicherung durch Entlastungsmechanismen notwendig ist (Fixationsspannung, Adaptierungsspannung, Bewegungsbremsung). Neben den Übergang von „Bewegung—Halt—Ruhe" tritt die Transformierung von vorwiegend fremdgeführter zu eigenständiger Bewegung (bzw. Halt). Insofern erklärt sich auch der stärkere und weit sicherer erzielbare Effekt bei brüskem und raschem Vorgehen gegenüber langsam sich einschleichenden Passivbewegungen und Widerstandslösungen. Wir haben hier übrigens ein ähnliches Gegenspiel vor uns, wie in der unterschiedlichen Ausprägung von Erstarrungsphänomenen beim Gang im Freien oder in widerstandsreichen Räumen (S. 42). Wenn wir bereits darauf hinwiesen, daß beim Umgang mit apparaturhaften Objekten „fremdgeführte" Bewegungen erstaunlich gelingen können (S. 39) und darin den Ausdruck besonderen Ausgeliefertseins an die Umwelt erblickten, so wird umgekehrt bei der Fixierungs- und Adaptierungsspanung oder Nachkontraktion ein gewissermaßen verstärkt gesicherter Abschluß gegenüber den nicht mehr eigenzusteuernden und daher bedrohlichen Umweltgegebenheiten verdeutlicht. Das anfänglich passiv eingestellte Glied (vorgehobener Arm) verharrt nunmehr eine ganze Weile „aktiv", und zwar besonders dann, wenn der Fremdhalt eindrücklich wirkte. Die Transformierung vorwiegend fremdgeführter zu eigengeführter sich verselbständigender Bewegung (bzw. Halt) als entlastender Auffang kann sich besonders eindrucksvoll am Beispiel pseudokataleptischen Verhaltens nach passiver Einstellung darstellen. *Die Adaptierungsspannung bedeutet — so gesehen — eine gesteigert an Objekt bzw. Fremdführung angepaßte Eigentonisierung. Die Fixationsspannung hingegen stellt einen eigenständig verselbständigten Nachhalt (Nachkontraktion) im Übergang von passiver Führung zu aktivem Tun dar. In beiden Fällen handelt es sich um lediglich untersuchungstechnisch besonders gut prüfbare Transformierungsstörungen, welche die für die Gesunden gültigen tonischen Nachphänomene in verzerrter Form zum Ausdruck bringen.*

So gewinnen die dem Bewegungsgesunden vertrauten Erlebnisse der Nachbewegung und des Nachhaltes für den Parkinsonisten eine besonders eingreifende Bedeutung. Der Betroffene sieht sich gewissermaßen in einem Dauerübergang, aus dem er sich nur mitunter und dann nur unter stärkstem Einsatz und auch nur für kurze Zeit einigermaßen zu lösen vermag. Wir möchten glauben, daß diese Deutung unsere Einblicke in die Erlebnisstruktur und Wirkungsmechanismen der besprochenen Störungen erweitert. Sicherlich bedeutet dieser Störungsmechanismus lediglich eine abnorme Steigerung jener allgemeinen Tendenz, die auf Stabilität bei allen psychophysischen Vorgängen abzielt (FECHNER). GOLDSTEIN sprach in dieser Hinsicht von Tendenzen zum Nichtaufhören oder zum Beharren in einmal eingenommener Stellung. Auch die von STERTZ vertretene allgemeingehaltene Annahme einer mangelnden Innervationsbereitschaft bzw. Erschwerung des Innervationsvorganges widerspricht unserer Deutung nicht. Im Gegenteil wird man ergänzen können, *daß die von uns aufgezeigten gesetzmäßigen Erlebnisstrukturen gewissermaßen ein Äquivalent zu jenen elementaren Erregungsgesetzen darstellen, die v. WEIZSÄCKER für Motilitätsstörungen vom striopallidären Typ aufdecken konnte.* So spiegeln sich beispielsweise Labilitäten der Erregungsschwellen, Nachdauer, verzögerte Umstimmung und Entdifferenzierung der räumlichen Verarbeitung in subjektiv-erlebnismäßigen Gegebenheiten durchaus und natürlicherweise wieder.

Wenn mitunter von „Insuffizienz der Willenstätigkeit" und „Perseveration der Willensantriebe" (BYCHOWSKI) gesprochen wurde und die Pulsionsphänomene als Ausdruck einer verlangsamten Umsetzung der Willensimpulse im gegebenen Moment aufgefaßt wurden (WOLLENBERG, CATÓLA), hatte man sich offensichtlich zu solchen Deutungen vornehmlich deshalb entschlossen, weil das „Ungewollte" bezüglich der Störmechanismen für entscheidend gehalten wurde. Wir möchten jedoch glauben, daß unsere oben vorgetragene Deutung speziellere Aussagen erlaubt, die sich zudem auf subjektives Erleben der Betroffenen stützen.

b) Die Tonusstörungen: Tonusstimmung, Tonuskonstellation und Tonusbezüge.

Die Tonuslage des Gesunden wird bekanntlich von einer fast unübersehbaren Vielfalt von Bezügen psychischer und körperlicher Art derart wechselnd abgestimmt und gesteuert, daß sich realiter nur in Extremsituationen eindeutige Führungsvorherrschaften für die Tonusgestaltung ausprägen können. Affekt-, Schmerz-, Schlaftonus oder Aufmerksamkeitsspannung bringen dies ebenso zur Darstellung, wie etwa ausgewählte Tonuslagen unter Lösung und Lockerung durch den Untersucher oder durch Selbstentspannung (autogenes Training). In der Regel jedoch pflegt der Reversionsdruck im tonussteuernden Gefüge kontinuierlich den Ort zu wechseln. Das scheint auch für den Parkinsonisten in gewisser Begrenzung zu gelten und erklärt weitgehend einige im Späteren noch zu besprechende, einander widersprechende Reaktionsweisen.

Wenn wir vorerst die innerhalb eigenkörperlicher Bezüge maßgeblichen Tonussteuerungen hervorheben, so ergibt sich zunächst ein Ausgang von der sog. „Ruhespannung" (GAMPER) oder „Grundspannung" (REISCH). Zweifellos ist selbst eine solche Grundspannung nicht nur aus der Ruhesituation (gegenüber der Bewegtheit) hinreichend definiert. Vielmehr ist sie zudem von der besonderen Stellung und Lage der Glieder zueinander abhängig. Stehen, Sitzen oder Liegen bedeuten bekanntlich bereits Differenzen im Ruhetonus (s. hierzu FROMENT. LOTMAR, GAMPER, GRADERS und LOISON).

Schon dem Gesunden zeigt sich unter dem Übergang von Bewegung oder Haltung zur Ruhe die Allmählichkeit der Entspannung. Durch Räkeln und Stellungswechsel der Glieder gelangt er zur Ruhe. Auch hierbei bildet der „Nachtonus" ein charakteristisches Übergangsphänomen, wobei sich der Wechsel im Tonus selbst dann noch gewissermaßen subcut abspielen kann, wenn sich bereits „äußere" Bewegungsruhe eingestellt hat. So kann sich das Tonusgeschehen von den motorischen Gegebenheiten *weitgehend emanzipieren*. Wir hatten bereits bei der Besprechung der „inneren Bewegung" als Surrogat und Residuum der Ausdrucksbewegungen darauf verwiesen, welche subjektiven Erlebnisse bei besonderen tonischen Gestimmtheiten beim Parkinsonisten möglich werden. Hierbei zeigt sich in gleicher Weise die Lösung tonischer Abläufe vom „Motorischen", wie im Erleben von „virtueller" Nachbewegung und Nachhalt im Übergangsstadium. Wir möchten vermuten, daß solches Erleben in Richtung virtueller Nachphänomene um so leibhaftiger erscheint, je stärker „subcutaner" Nachtonus mit im Spiele ist. Unter den Extremverhältnissen beim Parkinsonismus läßt sich — etwa bei passiver Dehnung der Muskulatur — das „eigenartig oscillierende Schwingen in der gedehnten Muskulatur oder ruckartige Anspannen" (GAMPER) gewissermaßen als Übergangsphänomen besonders schön zur Darstellung bringen.

Körperliche Ruhe und Bewegung lassen andererseits die engen Bezüge zwischen Tonuslage und Motilität klar zutage treten. Dem Ruhetonus hatte HOMBURGER den „kontinuierlichen formerhaltenden Tonus" unter aktivem Bewegungsablauf gegenübergestellt. Das trifft sicherlich für das freie Kräftespiel eigenständiger Bewegungen in besonders reiner Form zu. Unter dem Überdruck von Umweltkräften und in der handelnden Auseinandersetzung mit ihnen kommen hingegen Tonusstimmungen mit ins Spiel, die zumeist unter dem „reflektorischen bei passiven Bewegungen eintretenden Tonus" verstanden werden. Hierher gehört als Sonderfall der unter klinischer Untersuchungsmethodik bestimmbare Tonus („Widerstand gegen Dehnung durch passive Bewegungen"), wobei die „mechanischen" Eigenschaften myographisch objektivierbar werden (SCHALTENBRAND). Die gesteigerte Ansprechbarkeit des „passiv" reflektorischen Tonus, der sich wesentlich mit dem sog. „myostatischen Tonus" v. STRÜMPELLs decken dürfte (s. a. HOMBURGER), erscheint für den Parkinsonismus von besonderer diagnostischer Bedeutung, zumal er für die besprochenen Adaptierungs- und Fixierungsphänomene eine der Grundlagen bilden dürfte (s. S. 45). Übrigens kann man in ähnlicher Entsprechung dem „Reflextonus" unter passiver Bewegung wiederum die Tonuslage bei passiver Gliedunterstützung zur Seite stellen. Insofern stünde der eigenständige Ruhetonus dem fremdbewirkten «tonus de soutien» (PIÉRON) gegenüber. Ein solches Gegenüber von vornehmlich eigenständig bewirkten und umweltausgelösten und -geführten Tonuslagen zeigt sich nun auch in jener besonderen Tonuskonstellation, wie sie durch Stellung der Glieder zueinander und zum Körper bzw. durch Einzelgliedbewegung bei sonstiger Körperruhe zustande kommen kann. Trotz eines steten Wechsels in der Tonustopographie des Gesamtorganismus (z. B. bei Partialbewegungen) wird es möglich, eine Anzahl geprägter Tonuskonstellationen herauszuheben, die in siegelhafter Form einzuspringen pflegen. So etwa wird beim Sportlauf durch das Vor- oder Hochhalten der Arme ein bestimmtes Tonusgesamtschema induziert, das sich von dem beim promenierenden Schlendern unterscheidet; Schreiben setzt eine bevorzugte Gesamttonuslage voraus u. ä. m. In diesem Sinne hatte STRÜMPELL von bestimmten Neigungs- und Vorzugsstellungen beim Parkinsonismus gesprochen, Stellungen, die nicht ohne weiteres aufgegeben werden können (WOLLENBERG). Auch GOLDSTEIN wies auf gewisse Tendenzen hin, die auf bestimmte Kombinationen in bestimmten Situationen bzw. auf „bestimmte ausgezeichnete Lagen" abzielen. Die konstellative Tonusabstimmung, welche besonderen Gliedstellungen oder Partialbewegungen entspricht, setzt also „induzierende" Einflüsse mit Ausstrahlung auf den Gesamtorganismus voraus. Das, was sich hierbei im Tonischen abspielt, kann bekanntlich seine Entsprechung auch in der Bewegung haben. Hierher gehören die bekannten, vor allem von GOLDSTEIN, ZINGERLE, SCHILDER, HOFF, HOMBURGER u. a. analysierten „induzierten Mitbewegungen." Zugleich wird offenkundig, daß sich im Falle unterdrückter Mitbewegung induzierte Tonusänderungen durchaus verselbständigen können. Nicht nur in diesem Bezug, sondern auch im Erleben „virtueller" Mitbewegung wird eine Parallele zu Nachbewegung — Nachtonus aufzeigbar. Im Vergleich von Mitbewegung und Nachbewegung, „Mit"tonus und „Nach"tonus stellen sich darüberhinaus zwei Aspekte dar, die im einen Falle die flüssige Transformierung von Ruhe in Bewegung (oder umgekehrt) und im anderen den balancegarantierenden Übergang von Partialbewegung (Partialhalt) zu Ruhe bzw. Haltung des Gesamtorganismus kennzeichnen. Beide Phänomene bilden Entlastungsmechanismen (besonders im Falle abrupten Übergangs und plötzlicher Umstellung), die vor Dekompensierung schützen. So lange Handfertigkeit bei der Arbeit oder Übung im Sport fehlen, kann es erfahrungsgemäß zu exzessiver Ausprägung und Verzerrung der Gesamthaltung oder „überflüssigen" Mitbewegungen kommen. Die Entwicklung gekonnter Bewegungen durch Übung beruht also wesentlich auf zunehmender Steuerung von Nach- und Mitbewegungen (Nach- und Mittonus), die durch Auffang und Unterdrückung, teils durch Abdrängung ins Virtuelle in den Griff gebracht werden. Übung und Gewohnheit bedeuten Harmonisierung von Bewegung und Halt. Nicht mehr übertriebene und unbeherrschte, sondern ein- und angepaßte Mit- und Nachbewegungen (Halt) bilden hierbei einen integrierenden Bestandteil. So wirken die Bewegungsgewohnheiten (Halt) wiederum zugleich erleichternd, ausgleichend und kraftsparend.

Es scheint immer wieder sehr eindrucksvoll, daß sich derartige „Mit"phänomene unter Umweltüberdruck, in Erschöpfung und Ermüdung im Rahmen des Physiologischen erheblich verstärken und nunmehr wiederum der Eigensteuerung entgleiten können. Das aber zeigt sich bekanntlich in besonders extremer Form beim Parkinsonismus. Hierfür nur einige charakteristische Beispiele:

Ein Patient GOLDFLAMs konnte nur dann Messer schleifen, wenn er das Bein anstemmte und den einen Arm an den Thorax fest angepreßt hielt.

STERTZ beobachtete beim Schlucken tetanieähnliche Stellungen der Hände. Bei einem anderen Patienten traten bei Sprechversuchen oder Widerstandsbewegungen „als Mitbewegung eine eigenartige krampfhafte Stellung der rechten Hand auf, wobei einzelne Finger gebeugt, andere gestreckt wurden". Unterdrückung an einer Stelle führte zu Auftreten an anderer. Besonders eindrucksvoll war dies bei Fall I (Kn.) zu verfolgen: Charakteristisch war die Haltung, in die er beim Essen während des Herunterschluckens geriet. Die eine Hand umfaßte krampfhaft den Löffel, die andere befand sich durch eine Mitbewegung in eigenartiger Stellung, der rechte Fuß stand frei in der Luft, der linke Mundfacialis hatte eine Kontrakturstellung eingenommen und diese Stellung blieb bestehen bis der Akt des Schluckens, der die Aufmerksamkeit des Patienten ganz in Anspruch nahm, beendet war. Erst dann kehrten allmählich die Glieder in Ruhestellung zurück. Spuren der vorangegangenen Erregung aber konnten unter Umständen noch längere Zeit zurückbleiben.

EYRICH beobachtete beim Heben des linken Beines eine unmittelbar oder nach Sekunden folgende Hebung und Streckung des linken Armes. Ähnliche Beobachtungen werden von GOLDSTEIN, ZINGERLE, SCHILDER und HOFF als induzierte Tonusänderungen beschrieben.

c) Symmetriephänomene.

In besonderer Weise aber prägen sich Mitbewegungen und -haltungen in jenen bemerkenswerten Mechanismen aus, die — in enger Beziehung zu dem eben Erörterten stehend — als Symmetriebewegungen (entsprechend Symmetriehalt, Symmetrietonus) bezeichnet werden FÉRÉ (1890) und JANET (1903) hatten auf dieses Phänomen als besonderem Merkmal der Motorik des Kindesalters hingewiesen. Zudem kann es sich in der Erschöpfung und Ermüdung (chez les sujets fatigués) oder unter psychasthenischem Versagen eindrücklich darstellen. FÉRÉ hatte von einer «diminution de la complexité du mouvement, une sorte de décadence motrice» gesprochen. Auch DAMSCH (1891), THOMAYER und FRAGSTEIN hatten die merkwürdige Persistenz von Symmetriebewegungen bei sonst Gesunden beobachten können.

Mitunter können im Falle halbseitiger Pyramidalparesen solche Synkinesien erneut zum Durchbruch kommen. (Westphal, Hitzig, Nothnagel, v. Leyden, Fragstein.)

Bekanntlich prägen sich beim Gesunden unter Affekten (Angst, Schreck, Zorn, Überraschung u. ä. m.) in lebendiger Gebärde und überhaupt im ausdrucksmotorischen Felde Symmetriebewegungen und Haltungen oft recht eindrücklich aus. Homburger hatte sie als Bewegungsgewohnheiten gekennzeichnet, die nicht „rein neurologisch", sondern vornehmlich „psychomotorisch-expressiv" zur Darstellung gelangen. Es scheint andererseits bemerkenswert, daß gewisse körperaxial ausgerichtete Funktionskomplexe in der Regel mit Symmetriebewegungen oder -haltungen einherzugehen pflegen (Niesen, Husten, Schlucken, Gähnen, Defäkation u. ä. m.).

Es ist nicht verwunderlich, daß sich gerade bei extrapyramidalen Erkrankungen Wirkungstendenzen in Richtung symmetrischen Sichbewegens in den Vordergrund rücken, zumal die frühzeitige Beteiligung symmetrisch innervierter Muskulatur (Rumpf, Stamm, Gesicht) am Rigor typisch erscheint (Zingerle). Das aber wird mitunter in besonderer Weise subjektiv erlebbar.

Der Patient von Mayer-Gross und Steiner wies darauf hin, daß gleichartige Bewegungen beider Hände gleichzeitig auszuführen ihm leichter würde, als unterschiedliche beidseitige Bewegungen.

Auch Beringers Patient vermerkt die starke Tendenz zur Ausführung von Symmetriebewegungen: „Die Hände haben die Tendenz" das gleiche zu tun, was sich schon deshalb störend bemerkbar macht, weil natürlich die wenigsten Hantierungen des Tages dieser Tendenz entgegenkommen (siehe auch Fußnote auf S. 39).

Zingerle vermerkt, daß eine Besserung der Leistung dann in auffälliger Weise eintrat, „wenn der Patient mit der Hand eine gleichsinnige Mitbewegung ausführte".

Nach Noica führen kräftige Willkürbewegungen der gesunden Seite bei Halbseitenparkinson zu Rigorerhöhung auf der kranken Seite. „Wenn ich versuche mit meinem linken Arm zu schwingen, so stellt der rechte Arm das Schwingen ein" (Fall von Wilson).

Eine besondere Bedeutung aber kommt den Symmetriemechanismen im Zueinander von oberen und unteren Extremitäten bei Gang und Stand zu. Der gekreuzte Vorschwung von Bein und Arm und das Gegenüber des gewissermaßen zurückbleibenden Beines und Armes kennzeichnen die Situation. So etwa kommt es beim Anheben eines schweren Handkoffers zu unwillkürlicher Abduktion der Extremitäten auf der Gegenseite. Beim Gang entsteht unter solchen Umständen eine gesteigerte Mitbewegung des abduzierten Armes, wobei die Vorwärtsbewegungen ausgreifender als der Rückwärtsschwung erscheinen. Das gebremste Bein bedarf gewissermaßen beim Vorschwung einer gesteigerten Armmitbewegung, zumal es in seiner Bodenlösung behindert ist. Bei Armdoppelbelastung hingegen entspricht den auffallenden Mitbewegungen bekanntlich eine Tendenz zu Eigenschwungsverlust, Kleinschrittigkeit und Schritteinförmigkeit.

Die durch Mitbewegung und -tonus gewährleistete lebendige und sicher ausbalancierte Gangrhythmik wird also ersetzt und zugleich eingeengt durch eine kleinschrittige Gangart, die durch ihre Gleichmäßigkeit, Taktgebundenheit und besonders axial ausgerichtete Tonuskonstellation (die sich derjenigen des Standes nähert) ausgezeichnet ist. *Es liegt auf der Hand, die den Parkinsonismus kennzeichnenden Gangstörungen nunmehr auch von den Sondergesetzlichkeiten her zu charakterisieren, welche für die Symmetriephänomene und ihre Abwandlungen unter Armbelastung beim Gesunden gültig erscheinen.* Nicht nur Nachbewegung und -halt kommen, wie wir bereits sahen — zu extremer Verdeutlichung, sondern jene die Symmetriebalancierung ersetzende axiale und standgemäße Gesamttonuskonstellation gewinnt die Führung. Das aber vermag nur zu unterstreichen, in welchem Maße sich die Betroffenen während des Ganges in kontinuierlicher Standsituation erleben.

d) Kombinationsmotorik.

Nach dem bisher Erörterten erklären sich aber auch die viel geklagten Störungen bei der Ausführung „kombinierter Bewegungsakte" (OPPENHEIM).

So wiesen BOSTROEMs Patienten darauf hin, daß „Gehen und Fegen" zu gleicher Zeit nicht möglich sei. Ähnliches fiel etwa beim Strumpfanziehen auf: Heben des Beines und Überziehen des Strumpfes gelang nicht mehr (RUNGE). BERINGERs Patient klagt darüber, daß Türaufklinken und Handhabe des Gehstockes zugleich erhebliche Schwierigkeiten bereite und die Mühseligkeiten bei komplizierten Verrichtungen, wie das Postfertigmachen eines Paketes oder Einstecken eines Briefes in den Briefkasten im Verlaufe seiner Krankheit zunahmen. Zuknöpfen, Schlipsbinden, Einknöpfen von Manschetten- und Kragenknöpfen, Hosenträger anlegen, Koffer packen u. ä. m. werden als besonders erschwert hervorgehoben (MAYER-GROSS und STEINER). Der gleiche Patient berichtet, daß ihm beim Klavierspielen das abwechselnde hintereinander Anschlagen von 2 Tönen mit denselben beiden Fingern sehr schwer falle. Sowie die rechte Hand mit einer anderen Bewegung einsetzt, hört die linke sofort auf. Unser Patient Ho. konnte ein Glas Wasser im Stehen nur dann trinken, wenn er zunächst zurückging bis er sich an eine Wand anlehnen konnte, um dann erst den Kopf zu heben und das Glas zum Munde führen zu können. Freie Eigenhaltung und Eigenpartialbewegung als Doppelleistung mißlingen. Ähnliches berichtet OPPENHEIM. Besonderen Schwierigkeiten begegnete hier der Versuch, einen Gegenstand von oben (Schrank) herunterzuholen, da hierbei verstärkte Retropulsion auftrat. Auch OPPENHEIM beschreibt das charakteristische Zurücklaufen bis an festen Punkten Fremdhalt und damit Tonusentspannung (als Ausgangslage für die erstrebte Partialbewegung) gefunden wird. FROMENT hatte eindeutige Rigorabnahme beim Anlehnen gegenüber freiem Stand (ROMBERG) feststellen können.

Der Überdruck axialer Tonuskonstellation und die Wirkkraft von Symmetrietendenzen erschweren gewissermaßen von vornherein die Sonderfähigkeit „verschiedenartige und auf verschiedene Muskelgruppen entfallende Bewegungsleistungen gleichzeitig zu verrichten" [„Doppelbewegung", „Kombinationsmotorik" (HOMBURGER)]. Auch in der Erschwerung kombinationsmotorischer Akte wirkt sich also das Aufkommen von Mitbewegung, Mithalt und Symmetriephänomenen in realer und virtueller Form aus. Gerade hierbei können sich die motorischen-tonischen „Mit"mechanismen mit ebenso starker Störkraft ausprägen, wie sie den „Nach"phänomenen eignet. *So entspricht dem Übergang von Bewegung zu Halt die Transformierung von Partialbewegung zur Körpergesamtkonstellation.*

Andererseits wird aber verständlich, wenn immer wieder einmal über erstaunliche Leistungen (paradoxe Kinesien) berichtet wird, die in besonderem Maße axiale Tonuskonstellation, extreme Haltstarre und ausgeprägte Symmetrietendenzen zur Voraussetzung haben.

So konnte einer unserer Patienten, indem er sich auf die Pfosten zweier benachbarter Betten stützte, in relativ flüssiger Bewegung Umschwünge mehrfach hin und her ausführen. EWALD berichtet über einen Patienten, der einen Handstand durchaus vollbringen konnte. Von hier aus findet sich auch ein weiterer Zugang zu dem bereits erörterten Vermögen mancher Kranker, sich auf dem Fahrrad gut zu bewegen (S. 39).

Gerade hierbei werden die eigenständige Starre, das Verbleiben der Haltung in sich, eine maximale Umweltlösung oder aber gesteigerte Bindung an Apparaturen von starkem Führungsdruck (s. S. 39) zu Garanten für das Gelingen solcher paradoxen Kinesien.

In bezug auf das Kombinationsmotorische ergänzen sich nunmehr die für reiz-umwelt-geführte und eigenständige Bewegung und Haltung erörterten Gesetze. Im handelnden Umgang mit Gegenständen erschwert sich die Leistung dann, wenn mehrfache differente Bewegungsaufforderungen anliegen, die doppeldifferenzierte Führung verlangen. Apparaturen, die auf Symmetriewirkung, Gleichmaß und Führungsstarre abzielen, kommen hingegen möglicher Leistungserfüllung ebenso nahe, wie eigenständige Leistungen, die nach eigenkörperlicher Maximalstarre und Symmetriehaltung ausgerichtet sind. *In einem Falle fängt die Apparatur die Extrapyramidalmechanismen auf. Gerade sie erscheint ihnen maximal angepaßt. Im anderen Falle aber fängt sich der Extrapyramidalmechanismus gewissermaßen in einer ihm gemäßen Eigenhaltung selbst auf.*

Überblicken wir noch einmal die für eigenständige Bewegungen und Haltungen gültigen Gesetzlichkeiten, so ergeben sich im Nachbewegen-Nachhalt und Mit-bewegen-Mithalt (einschließlich der besonderen Symmetrieausprägung) Wirkungs-mechanismen, die im Falle extrapyramidaler Erkrankung dadurch störend werden, daß sie zu extremer Führung gelangen. Der Betroffene sieht sich in dieser Hin-sicht in dauerndem unentschiedenem und „übersichertem" Übergang. Gleiches aber begegnet ihm dann, wenn im Umschlag von fremdgeführter Bewegung (bzw. Halt) eigengeführte Leistung erforderlich wird. Auch hier erscheint die Transfor-mierung durch „Übersicherung" gestört. Nur unter besonderen, später zu be-sprechenden Drucksituationen (Eigen- und Fremddruck) vermag er sich aus tonisch-motorischer Unsicherheit und Übergangssituation zu lösen.

e) Rigor und Tremor.

Bekanntlich unterliegt der parkinsonistische Tremor in seinen Ausprägungs-graden mancherlei Wechsel. Dabei werden vielfach Gesetzlichkeiten im Zu-sammenspiel von Rigor und Tremor wirksam, wie sie in mancher Hinsicht für das Zueinander von Muskelerstarrung und Muskelzittern im Rahmen des Physiologi-schen Geltung haben können.

Wir denken dabei an gewisse Zuständlichkeiten beim Gesunden unter extremer Ein-wirkung von Kälte, Fieber, Schreck, Aufregung u. ä. m. Wohl pflegt Kältezittern mehr oder minder mit Muskelsteifigkeit einherzugehen, doch ergibt sich andererseits aus dem Gegenüber von versteifendem Erstarren und fliegendem Zittern der Glieder, daß beides in Extremausprägung einander verdrängen kann. In Zwischenstadien überlagert beides ein-ander. Unter tonussteigernden Willkürbewegungen kann die Zitterunruhe unterdrückt (aktives Zugreifen oder Festhalten) werden. Im Falle von Partialbewegungen verschwindet Muskelzittern zwar im bewegten Glied, nicht aber notwendig an anderen Orten, wo es weiter-hin persistieren oder aber sich steigern kann. Schließlich kann Fremdhalt oder -führung die Zitterunruhe zum Verschwinden bringen.

Die einander ausschließende oder abmildernde Vertretung von Starre und Zittern, die Zitterverdrängung durch aktive Bewegung (Tonussteigerung) oder passiven Fremdhalt und die Zitterpersistenz bzw. -steigerung dort, wo die Wirk-samkeit solcher Verdrängungsmechanismen nicht mehr hinreicht, stellen aber zugleich die entscheidenden Mechanismen dar, welche die Ausprägungsgrade

parkinsonistischen Tremors maßgeblich steuern. So erscheint für die parkinsonistischen Zitterphänomene bezeichnenderweise der Ruhetremor (Tremor coactus)
pathognomisch. Das wiederum bedeutet Tremoraktivität unter (soweit möglich)
maximaler Spannungsminderung. FROMENT u. a. hatten Tonusminderungen im
Liegen, Sitzen, Anlehnen gegenüber freiem Stand, Gang und Bewegung objektivieren können. Insofern also stellt der Tremor ein relatives Entspannungszittern
dar. Es erscheint dementsprechend nicht verwunderlich, wenn tremorhemmende
Einflüsse gerade durch „aktive Bewegungen", „Bewegungsintentionen" oder
willkürliche Anspannungen gegeben werden (PICK, LEYSER, OPPENHEIM, STRÜM
PELL, STERN, REINHOLD, ZINGERLE, GAMPER).

Viele Patienten ergreifen auf Grund wiederholter Erfahrungen deshalb absichtlich Gegenstände, schließen und öffnen abwechselnd die Hand (STERN, OPPENHEIM) oder versuchen
durch passive Bewegungen oder Druck (REINHOLD) den Tremor zu dämpfen. So konnte
ein Patient OPPENHEIMs stundenlang ohne Tremor oder Zuckungen Billard spielen; selbst
beim Gehen kann sich der Tremor mindern. Andere Kranke versuchen sich zu helfen, indem
sie die eigene Hand festhalten (GAMPER) oder die Beine aufeinanderlegen, bzw. verkrampft am
Stuhlbein halten (MAYER-GROSS und STEINER). Selbst leichtes Berühren oder Festhaken
kann lindernd wirken (MENDEL). Ebenso Festhalten am Rock oder Stuhllehne (ZINGERLE).

Solchen Vertretungsphänomenen (Rigor-Tremor) und Unterdrückungs-mechanismen sind jedoch offensichtlich Grenzen gesetzt. Das zeigt sich nicht nur im
raschen Wirkungsnachlaß, sondern auch in Form von Umschlägen in verstärkten
Tremor unter gewaltsamen und forcierten Bewegungen (VULPIAN, GAMPER, LEWY,
MAYER-GROSS und STEINER). So kann mitunter einmal echtes Intentionszittern
zustande kommen (GOWERS).

So etwa auch Tremorsteigerung bei Schreibbewegungen (OPPENHEIM) oder: „wenn ich
eine Zigarrenspitze oder Pfeife zwischen den Zähnen halte, zittert meist der Unterkiefer"
(MAYER-GROSS und STEINER).

Der Vertretungsmechanismus ist jedoch nicht nur in zeitlicher Hinsicht,
sondern auch in bezug auf seine örtliche Wirkkraft begrenzt. Tremorminderung
in der bewegten Extremität führt bekanntlich nicht selten zu Tremorsteigerung
innerhalb nicht bewegter Gliedmaßen: „als ob die zur Entladung drängende Erregung jeweils den Ort des relativ geringsten Widerstandes aufsuchte" (GAMPER).
Dieser so merkwürdige Sachverhalt hat zwar — wie wir sahen — seine Entsprechung im Physiologischen, weist jedoch andererseits auf Umorganisationen
der gesamten Muskulatur auch im Falle objektivierbarer einseitiger Tremorausprägung hin. Aus einer solchen Totalisierung ergibt sich darüber hinaus, daß die
Zitterunruhe mitunter an die Stelle von Mitbewegung bzw. Mithaltung treten
kann. Im Übergang von Partialbewegung (Halt) zur Gesamtkörperhaltung
(Bewegung) durchbricht der Tremor den Mittonus. Innerhalb einer solchen
Konkurrenz von Wirkkräften kommt der Zitterunruhe offenbar stärkster Reversionsdruck zu. Wir hatten anläßlich der Erörterung initialer Stadien (S. 4)
bereits darauf verwiesen, daß Prodromalerscheinungen im Sinne eines „inneren
Vibrierens" oder „Hämmerns und Klopfens im ganzen Körper" einer Realisierung
des Tremors im Außenfeld vorangehen können. Dabei hatte sich gezeigt, daß sich
aus mehr generalisierten Innensensationen lediglich partieller Glied- oder Kopftremor nach Art eines „pars pro toto" manifestieren kann. So zeigt sich also auch
aus der Verlaufspathologie, daß die Tremorphänomene grundsätzlich auf Totalisierung angelegt sind.

Schließlich wird das Zueinander und die Vertretbarkeit von Tremor und Tonuslage an jenen besonderen und oft grotesken Haltungen ablesbar, die von den Betroffenen willkürlich eingenommen werden, um die lästigen Tremorphänomene vorübergehend zu unterdrücken:

„Das Zittern läßt in Rückenlage nach, wenn ich das Gegenbein im rechten Winkel aufstelle oder das rechte auf das linke (kranke) Bein lege" (FALKIEWICZ und ROTHFELD).

„Wenn ich mich rückwärts auf das Chaiselongue fallen lasse und unter dem Kopf ein Kissen liegen habe, die Knie anziehe und beide Arme um die Knie schlinge, läßt der Tremor nach, und ich verspüre eine angenehme Entspannung" (Patient Da.).

„Wenn z. B. an einem quer über das Knie gelegten Stock die möglichst gelockerten Hände an den Daumen aufgehängt werden, so sistiert der Tremor" (BERINGER).

„Ich kann daher nur in den ausgeklügelsten Stellungen liegen" (vor jedem Stellungswechsel unangenehmes Gefühl) (MAYER-GROSS und STEINER).

Die Vertretungs- und Verdrängungsmechanismen im Verein mit konstellativen Phänomenen innerhalb der Tremor-Rigor-Beziehungen wirken sich demnach integrierend innerhalb des Kontinuums von Ruhe—Halt—Bewegung aus. Dementsprechend stellen sie sich wiederum dem Betroffenen im Erleben der Übergänge besonders eindrücklich dar. War schon im Tremorauffang durch passiven Fremdhalt oder -bewegung die Auswirkung von Subjekt—Objektbezügen deutlich geworden, so kommt dies schließlich im Umgang mit beweglichen Objekten besonders zum Ausdruck.

Schon seit langem ist die tremor- und rigorlösende Rolle passiv rhythmischer Schüttelbewegungen bekannt (CHARCOT). Das war nicht nur therapeutisch ausgenutzt worden. (Fauteuil trépidant, Schüttelmassage, Vibrationsapparate.) Von manchen Patienten wird berichtet, daß sie Fahrten auf holprigem Pflaster, Omnibusfahrten u. ä. m. als die quälende Zitterunruhe lindernd und angenehm lösend empfanden. Mitunter kann — wie bei unserem Patienten Da. — nach mehrstündiger Autobusfahrt der Tremor für geraume Nachzeit ($1^{1}/_{2}$ Tag) völlig verschwunden sein.

Hier haben wir offenbar ähnliche Wirkungs- und Auffangformen vor uns, wie im Falle der Leistungsbesserung beim Umgang mit apparaturhaften Objekten. Die Gemeinsamkeit liegt in erster Linie darin, daß die Angleichung des Objektmechanismus an die Extrapyramidalmechanismen (Tremor) gegeben ist (s. S. 39).

VIII. Die Rolle der Aufmerksamkeit, Konzentration, Willensspannung und Intention.

Sehr viele Kranke berichten, daß die alltäglich notwendigen Handlungen (Anziehen, Waschen, Essen, Hinsetzen, Aufstehen, Gehen, usf.) nur unter steter Aufmerksamkeit, Konzentration, starkem Willenseinsatz und besonderer Intention auf das Bewegungsgesamt gelingen. Hierfür sind die folgenden Berichte besonders kennzeichnend:

Er müsse auf jeden Schritt acht geben, immer mit aller Aufmerksamkeit bei seinen Bewegungen sein... Alle Bewegungen des rechten Armes geschehen unter Kontrolle der Augen, ein spontanes Einstellen derselben ohne speziell darauf gerichtete Aufmerksamkeit erfolgt nicht... Sie muß jede beabsichtigte Bewegung erst überlegen und das mache ihr große Anstrengung. Sie spüre weniger die körperliche, als die seelische Anstrengung, weil sie jede Bewegung erst in Gedanken zusammenfügen müsse. Unter Einfluß von Willen und Initiative leistungsfähig (ZINGERLE).

Denkt der Kranke nicht dauernd an die Handlung, so bleibt er auf halbem Wege stehen. Er handelt mühsam unter Überwindung eines inneren Hindernisses und zwar bei voller Anspannung der Aufmerksamkeit (HAENEL).

Jede Bewegung war das Resultat einer bewußten Überlegung... Umdrehen im Bett ist stets das Produkt bewußter Überlegung (Meyer-Gross und Steiner).

Unser Patient Ho.: „Ich denke immer ans Gehen, wenn ich laufe". Hinsichtlich der Schluckstörungen hat sich „gefahrmindernd" ausgewirkt, daß ich gelernt habe, die „inneren Gespräche", die ich nach alter Gewohnheit beim Essen führe, zu unterdrücken (Beringer).

„Es geht besser, wenn er Willenskraft anwendet, wenn er sich anstrengt, dann geht's schneller, dann aber wird es von selbst wieder langsamer, wenn er aufhört, daran zu denken" (Bychowski).

„Sobald Willens- und Aufmerksamkeitsspannung nachlassen, kann die Bewegung erstarren, so etwa beim Essen oder Anziehen" ... „die Arme stünden still, wenn er nicht an seine Tätigkeit denke; er könne seine Tätigkeit nicht fortsetzen, müsse sich erst sammeln" (Runge).

„Wenn sich Patient unter ‚wilder Begeisterung' in die Sachen stürze, und ‚keinerlei Nebengedanken' habe, gelingen die Leistungen besser." In jedem Falle muß ich die Absicht haben, die Bewegungen, hastig und ohne an etwas anderes zu denken, ausführen zu wollen (Mayer-Gross und Steiner).

Solche Berichte waren gemeint, wenn man schon von jeher den Aufmerksamkeitsschwankungen und Unterschieden in der „Willens- und Aufmerksamkeitsspannung" bzw. „aktiven Aufmerksamkeit und Konzentration" eine maßgebliche Rolle für motorisches Leistungsgelingen zugemessen hatte [Oppenheim, Zingerle, Stertz, Bostroem, Malaise (letzterer für die senile Brachybasie)]. Offensichtlich kommen hierbei zugleich Antriebsmomente zum Zuge, worauf noch späterhin einzugehen sein wird (S. 57/59). Auf jeden Fall ist den Berichten abzulesen, in welchem Umfange eine kontinuierliche Aufmerksamkeitsbindung an das Bewegungsgesamt zustandezukommen pflegt. Die Betroffenen scheinen derart stetig um die Realisierung motorischer Leistungen bemüht, daß sie sich in eine besondere Dauerhaltung verlieren können. Das wurde mit den Begriffen der „psychomotorischen Einengung" (Bostroem) und der „Blockierung der Psyche durch abnorme motorische Vorgänge" (Goldstein) treffend charakterisiert. Offenbar handelt es sich um ein mehr oder weniger beabsichtigtes und bewußtes gedankliches Sichhineinversetzen, das keinerlei „Nebengedanken" zuläßt. Wenn Bychowski von „geringer Aufmerksamkeitsfesselung" und Lhermitte von „mangelhafter Tenazidät der Aufmerksamkeit" gegenüber der Umwelt sprachen, so stellt sich hierin gewissermaßen das Negativ gegenüber der abnormen Aufmerksamkeitsfesselung an die eigenen Bewegungen dar. Aus einer solchen Haltung des „Ganz bei einer Sache Seins" hatte man gegenläufig geschlossen, daß sich das „Vermögen zu geteilter Aufmerksamkeit" vermindere (Runge).

Es bleibt jedoch darüber hinaus zu fragen, in welchen Formen sich die gedankliche Auseinandersetzung abspielt und auf welche besonderen Ziele die Aufmerksamkeit ausgerichtet ist. Hier geben die Berichte eines unserer Patienten und eines von Mayer-Gross und Bürger-Prinz referierten Falles gewisse Aufschlüsse:

„Ich stelle mir vor, wie die Bewegung sein würde, wenn sie erfolgreich wäre" (Pat. Ho.).

(Beim Flurfegen) „ich stelle mir vor, wie wird der Flur glänzen, wenn er fertig ist" (Mayer-Gross und Bürger-Prinz).

Entscheidend wird hierbei, daß beide Formen der Auseinandersetzung durchaus auf eine Aufmerksamkeitsablenkung von eigenständigem motorisch-tonischen Verhalten abzielen. Indem sich die Aufmerksamkeit auf das Handlungsergebnis richtet, garantiert sie einen automatischen Handlungsablauf. *Durch Erfolgs- und Resultatsphantasmen wird versucht, aus der tonisch-motorischen Übergangssituation mit ihren Nachphänomenen gewissermaßen gedanklich herauszuspringen.* In einer solchen Erfolgsvorwegnahme per phantasma liegt zugleich erledigende Abwendung der Aufmerksamkeit vom „Augenblickeigenkörperlichen". Wenn vielfach angenommen wird, daß mit der „psychomotorischen Einengung" verstärkte „Tendenzen zur Inversion" (BYCHOWSKI) zum Ausdruck kämen, so ergeben sich aus obigen Berichten durchaus gegenläufige Tendenzen, die auf Lösung aus invertierter Augenblickshaltung abzielen. Man wird schließen können, daß sich der Betroffene durch vorstellungsgegebene (visualisierte ?) „Vorbewegungen" (bzw. „Vorhaltungen") von dem Druck des „Nachhaltes" (bzw. Nachbewegungen) zu befreien versucht. Insofern versucht er durch eine Art Kompensation die Transformierungsphänomene zu neutralisieren. Hierbei kommt es zu ähnlicher Entlastung in der Umstimmungssituation, wie sie durch optisches „Vorempfinden" bewirkt werden kann, worauf im folgenden Abschnitt einzugehen sein wird. Jedenfalls scheint uns gerade dieser bevorzugte Trick zur Überwindung der Störmechanismen dafür zu sprechen, welche maßgebliche Rolle Nachhalt und Nachbewegung in der Transponierungsstörung zukommt. Man wird annehmen dürfen, daß ähnliche Vorstellungskniffe auch bezüglich der Überwindung von übersteigerter Mitbewegung und Symmetriebewegung (-halt) und im Übergang von fremdgeführter zu eigenständiger Bewegung (Halt) gesucht und angewandt werden.

a) Extrapyramidalstörung als transformative Werkzeugstörung.

Wenn man nicht nur die Nach- und Mitphänomene und ihre besondere Darstellung beim Übergang von fremdgeführtem in eigenständiges motorisch-tonisches Verhalten betrachtet, sondern auch die mögliche Überwältigung der Störvorgänge durch Vorbewegung und -halt, dann scheint es nicht so abwegig, wenn EYRICH die Frage aufwarf, inwiefern nicht gewisse Beziehungen der Extrapyramidalstörung zu apraktischen Leistungsstörungen — insbesondere nach Art der „innervatorischen Apraxie" (KLEIST) bestehen. Sicherlich machte er sich selbst in dieser Erörterung den entscheidenden Einwurf, daß die Extrapyramidalstörungen, — „wenn man so sagen darf, neurologischer wirken". Es würde zweifellos zu einer bedenklichen Ausweitung des Apraxiebegriffes führen, wollte man hier die notwendige Grenzziehung verwischen. Auf der anderen Seite ist in den Selbstberichten nicht zu übersehen, daß sich die Bewegungen subjektiv als „das Produkt bewußter Überlegung" darstellen, daß jeder motorische Akt „erst in Gedanken zusammengefügt werden müsse" und in Form von „Vorbewegungen" vorausprojiziert werden muß. Dabei sind „innere Hindernisse" zu überwinden. Auch im Falle einer „Unfähigkeit zu zweckmäßiger Bewegung der Glieder bei Erhaltung der Beweglichkeit" [im Sinne der Definition der motorischen Apraxie (LIEPMANN)] mag es mitunter zu ähnlichen Auseinandersetzungen zum Zwecke einer Leistungsverbesserung kommen. Mir sind hierüber allerdings keine Eigenberichte bekannt geworden; eingehende Schilderungen über subjektives Erleben von Apraktikern liegen noch nicht vor. Sicherlich handelt es sich auch nicht um ein „Überwiegen der primitiven Bewegungsformen gegenüber höheren Bewegungskombinationen" nach Art innervatorischer Apraxien (KLEIST). Hingegen gilt es jedoch in besonderem Maße, die eigenständig-verselbständigten motorisch-tonischen Gegebenheiten mit ihren pathologisch gesteigerten Wirkungstendenzen

(Nach- und Mitphänomene) unter Hilfe von Überlegung, konzentrativ-gedanklicher Auseinandersetzung und anzuwendenden Tricks zu bewältigen, zu steuern und zu formen. Insofern liegt der Schwerpunkt der Extrapyramidalstörung — jedenfalls im subjektiven Erleben — in einer Transformierungsstörung nach Art transformativer Apraxie. Es kommt hinzu, daß eine entsprechende konzentrativ-gedankliche Auseinandersetzung auch — wie wir sahen — im wahrnehmenden Verhalten notwendig ist. Hier gilt es ebenso die Transponierungs- und Konversionsstörungen zu beheben. *So liegt die Transformierungsschwierigkeit sowohl im Bewegen als im Wahrnehmen.* Wir möchten es jedoch wegen der oben genannten Bedenken vorziehen, von *transformativen Werkzeugstörungen* (nach der Begriffsdefinition von GERSTMANN) zu sprechen.

b) Aufmerksamkeit, optische Sinneshaltung und optisches Vorempfinden.

Aus den Berichten ergeben sich noch weitere Möglichkeiten bewußter Aufmerksamkeitslenkung, unter denen vor allem der optisch gebundenen Ausrichtung eine bemerkenswerte Rolle zufällt. Besonders maßgeblich wird die kennzeichnende optische Sinneshaltung beim Gehen und Stehen.

Er habe ein Ziel ins Auge gefaßt, hauptsächlich wegen der Balance, wenn ich den Kopf beim Gehen leicht seitwärts wandte, verlor ich das Gleichgewicht. ... die Kranken müssen wieder gehen lernen und sich einüben ... alle Bewegungen des rechten Armes geschehen unter Kontrolle der Augen (ZINGERLE).

Der Gang müsse dauernd durch die Augen kontrolliert werden, man könne sich weder umsehen noch den Kopf heben ... wie beim Radfahrenlernen (BERINGER).

Hierher gehört schließlich auch die Verstärkung der Retropulsion beim Blickkrampf, zumal wenn er mit Torsionsbewegungen oder krampfhafter Streckung des Kopfes nach hinten nach Art opistotonischer Haltung gekoppelt ist. Unser Patient Ho. berichtete: „beim Blickkrampf überfällt mich die Angst, nach hinten überzukippen". Selbst bei Augenschluß im Stand (ROMBERG) können Retropulsiverscheinungen auftreten. FROMENT stellte Rigorzunahme beim ROMBERG-Versuch fest.

Die besondere Ausrichtung auf Optisches gewinnt für die Betroffenen mehrfache Bedeutungen. Wenn der orientierende und fixierende Blick subjektiv als Bewegungs- und Haltsicherung gegenüber pulsionsbewirkter Unsicherheit bzw. als balancegarantierend empfunden wird, so wirkt sich hierin zunächst die auch dem Gesunden vertraute enge Kooperation der Sinne in bezug auf motorisch-tonische Gleichgewichtsregulation aus. Erfahrungsgemäß kommt den stark objektivierten optischen Sinnen nicht nur in der Zusammenarbeit der Sinne, sondern auch im Bewegungs—Wahrnehmungs-Gefüge eine vorwegnehmende „vorempfindende" und damit sichernde und „entlastende" Rolle zu.

Die Bedeutung solcher Vorwegsicherung durch „Vorempfindungen" für die Kooperation der Sinne hatte u. a. bereits FR. A. LEGHAN (1914) in seiner wenig bekannt gewordenen „Entwicklungsgeschichte des Bewußtseins" eingehender erörtert. Unter Hinweis auf die ungemein engen Beziehungen zwischen Auge und Tastorgan sprach er von einer „Projektion der Eindrücke beider Sinne auf ein gemeinsames Seh-Fühlfeld" bzw. von „zwei eng miteinander korrespondierenden, aufeinander abgestimmten Feldern der beiden Sinne". Anhand der bekannten Gewichtstäuschungsversuche von KOSSELEFF (unterschiedlich große und schwere Kästen) und von CHARPENTIER (gleichschwere, unterschiedlich große Kugeln) wird bekanntlich eindrücklich, wie stark der Reversionsdruck des optisch Vermittelten innerhalb des Gesamts der Sinneseindrücke sein kann. A. GEHLEN hatte zudem dargetan, in welchem Umfange optische „Vorempfindungen" gewisse Objektqualitäten, die primär taktil erfahrbar sind (rauh, heiß u. ä. m.) entlastend vorwegnehmen können und dadurch die Hand — als Tastorgan — für Greif- oder Arbeitsakte freistellen können.

In entsprechender Hinsicht wirkt der offene Blick „vorempfindend" und „entlastend" für motorisch-tonisches Verhalten. Für den Parkinsonisten, der — wie wir sahen — in seinen an das Motorisch-Tonische gebundenen Wahrnehmungen erheblichen Täuschungen unterliegt, bedeutet die Entlastung durch optische Signale unerläßliche Hilfe. Fallen diese weg (Stand mit geschlossenen Augen, Blickkrampf), verstärken sich die Pulsionsstörungen.

Zum anderen bedeutet jedoch offenes optisches Sinnesfeld garantierte Umweltkommunikation und damit Aufmerksamkeitsablenkung vom Eigenkörperlichen und von eigenständigem tonisch-motorischem Verhalten. In einer solchen Aufmerksamkeitshaltung mit Ausrichtung auf optische Ziele ist aber auch zugleich etwas gegeben, was transformierte „Vorbewegung" einschließen kann. So kann der Zielgang im Freien Bewegungssicherung und Ablenkung vom Eigenkörperlichen durch Zielvorstellung bedeuten. Andererseits lassen die bereits auf S. 14 erörterten Berichte erkennen, daß allzu starre konzentrierte Hinwendungen auf Optisches erlahmen kann. Dann tauchen Erlebnisse „unerträglicher Einförmigkeit des Gesichtsfeldes" nach Art von „Nirwanagefühlen" auf. In solchen Haltungen stimmt die tonische Eigenstarre mit dem optischen Erleben überein; das wiederum bedeutet Umschlag in subjektive Zuständlichkeiten des Sichselberfühlens. So sieht sich der Betroffene in seiner Aufmerksamkeitsausrichtung auf Optisches in dauernd schwankender Interferenz zwischen Umweltverbundenheit und Eigenzuständlichkeit. Schließlich gilt es ein weiteres zu bedenken: Homburger hatte darauf verwiesen, daß jedes gespannte Aufmerken in den Sinnesgebieten stets mehr oder weniger mit Muskelarbeit verbunden ist. Wir begegnen hierbei wiederum dem «tonus d'áttitude» (Piéron), der für den Parkinsonisten zugleich «hypertonie intentionelle massive» (Lhermitte) bedeuten kann. *Das also, was einerseits durch Umweltkommunikation, sicherndes optisches Vorempfinden und Aufmerksamkeitsablenkung vom Eigenkörperlichen entlastend wirkt, setzt zugleich nach Art angespannter Sinneshaltung gegenläufige Tonussteigerung.* Das, was der Betroffene gewinnt, wird ihm in anderen Bezügen wiederum genommen.

c) Bestreben nach selbstgewählter Ablenkung.
(Die nebenläufige Bewegung.)

In seinem Betreben nach Abwendung von subjektiven Gegebenheiten sucht sich der Betroffene Ablenkung in vielfachen Formen. Das wird in folgenden Berichten anhand weniger Beispiele angedeutet:

Nach den Schilderungen von Hauptmanns Patienten erschienen die Bewegungen um so flüssiger, je weniger aktiv sie selbst ihrem Empfinden nach daran beteiligt waren: „wenn er an das Gehen nicht denke", wenn sie in Gesellschaft spazieren gingen. Andere Patienten baten ausdrücklich darum, daß man mit ihnen spreche, weil sie dann „gleichzeitig noch an etwas anderes dächten". Hierher gehört auch das eindrucksvolle Beispiel jenes Patienten, der „schwere Musikstücke besser spielen konnte, als leichte", weil er „mehr auf das Notenlesen achten müsse".

Beringers Patient beobachtete, daß ihm die willkürlich unmögliche Lidöffnung dann gelang, wenn ihn zufällig eine Fliege auf der Hand störte oder wenn er Besuch erwartete und Schritte vor seiner Tür hörte. Dann könne er auch herein rufen, nicht aber dann, wenn Besuch unerwartet und plötzlich eintrat. „Die Augen öffnen sich auch nicht, wenn sie bewußt oder gewollt sich öffnen sollen."

Eine von Hauptmanns Patientinnen, deren Augen meist regungslos nach der Zimmerdecke gerichtet waren, konnte die Arme nur heben, wenn sie aufgefordert wurde, die Augen auf den Arzt zu richten und die entgegengestreckte Hand zu ergreifen.

Ablenkung der Aufmerksamkeit unterdrückt für gewisse Zeit den Tremor (GAMPER).
Anfälle von Tachypnoe bei einem 10jährigen Postencephalitiker sistierten unter Ablenkung durch Lektüre und Anwesenheit von Fremden auf der Straße (GOLDFLAM).
Ähnliche Beispiele wurden von M. DORER angeführt.

Die Beispiele verdeutlichen in erster Linie die Rolle der „Nebenläufigkeit" für den Bewegungsablauf. PICK war in einer besonderen Studie der Frage nachgegangen, in welcher Weise die motorischen Funktionen durch die auf sie gerichtete Aufmerksamkeit störbar sein können. FISCHER und LEYSER hingegen hatten dargelegt, in welchem Umfange durch ein derartiges Aufmerksamkeitskorrigenz die „Naivität der Motorik" verlorengehen kann. Die Flüssigkeit unserer Bewegungen wird erst durch einen gewissen Grad des „Nichtbeachtens" gewährleistet; auch insofern verdeutlicht sich wiederum die Definition „negativer Leistungen" als „biologischem Tatbestand, demzufolge jedes Tun auch ein Lassen ist, so daß das Lassen die Leistung mitgestaltet" (v. WEIZSÄCKER). Wenn im Vorhergehenden gesagt wurde, daß der Parkinsonist durch „Vorbewegungen" (Halt) per phantasma und durch optische Zielhaltungen — also durch Ablenkung vom Eigenkörperlichen — Leistungsbesserung erstrebt, so gibt er ebenfalls zugleich Raum für „Nebenläufiges" im Bewegungsakt. Von hier aus gewinnen wir für die bereits besprochenen Leistungsbesserungen unter starker Fremdführung durch apparaturhafte Objekte (Fahrrad) einen weiteren Blickpunkt. Zweifellos wird hierbei die „automatisch" geführte Bewegung unter dem Druck der „selbsttätigen" Apparatur nebenläufig, zumal die optische Balancekontrolle vom Bewegungsakt der Beine ablenkt. Auch im Falle raschen Treppab- und -aufsteigens (S. 43) wirkt der Prägungsdruck der gleichmäßigen Stufen offensichtlich in entsprechender Form.

Ähnliches hatte wohl auch GOLDSTEIN gemeint, als er vergleichsweise von einer „Perseveration der Aufgabe" (Kritzelzeichnungen unter Ablenkung oder in Ermüdung) sprach. Offensichtlich wohnt den nebenläufigen Bewegungen eine Tendenz zu beharrlicher Wiederholung in Richtung des Automatischen inne, wobei allerdings in der Regel die Automatisierung der Situation des Organismus angepaßt erscheint. Zu den nebenläufigen Bewegungen gehören somit auch unsere Nach-, Mit- und Symmetriebewegungen (Haltungen). Erst unter Verlust der „Nebenläufigkeit" kann die vorher organismuseingepaßte und an das Gesamt adaptierte und daher „relative" Selbständigkeit in nunmehr organismusgelöste Verselbständigungen umschlagen. Je mehr der Parkinsonist seine Nach-, Mit- und Symmetriephänomene „nicht beachtet", desto harmonischer adaptieren sie sich an den Gesamtorganismus. Je stärker sie in seinen Blickpunkt rücken, desto mehr werden sie vom Gesamt gelöst und entfesselt („relative Isolierung der einzelnen Tendenzen von der zentralen Aufgabe" nach GOLDSTEIN)[1]. Auch hieraus wird der erhebliche Erlebnisdruck der Nach-, Mit- und Symmetriephänomene eindrücklich.

d) Der Antriebsfaktor.

Es ist nicht zu übersehen, daß mit verstärkter Aufmerksamkeitsspannung, konzentrativer Hinwendung oder intentionalem Vorgehen zugleich Antriebssteigerung selbst gegeben ist. Solche leistungsfördernden Antriebsmomente können

---

[1] Nach FISCHER und LEYSER „motilitätspezifische Entladung".

jedoch unter den folgenden Umständen, die auf vornehmlich selbst in Gang gebrachte oder gewünschte Erregung und Affektspannung abzielen, in besonderem Maße zur Auswirkung gelangen.

Nicht wenige Patienten versuchen sich auf Grund von Erfahrungen absichtlich in innerliche Erregung oder Affektspannung zu bringen, um zu besseren motorischen Leistungen zu gelangen. Man versucht „leichter in Schwung zu kommen". So etwa HAUPTMANNs Patienten": wenn er sich allgemein in eine gewisse Erregung versetzt, wenn er mit Feuereifer dabei ist, wenn er vor Freude an seiner Tätigkeit brenne". Auch der Patient von MAYER-GROSS und STEINER: ich zog mich in 30 min an. Es gehörte dazu, daß ich mich in einer Art wilden Begeisterung (das Stichwort war „ach, Quatsch") in die Sachen stürzte". Unser Patient Klo. steigerte sich durch Trampeln mit den Füßen in eine gewisse Erregung, um leichter aufstehen zu können.

Unsere Patientin Li.: „ich muß den Willen anstrengen, um zu schreiben, ich sage „Du mußt", dann schreibt die Feder, erst zittert sie noch ein bißchen.

Mitunter hilft man sich durch selbst gegebene oder von anderen erbetene Befehle und Zurufe: Unser Patient Ho. berichtete, daß er sich selbst beschimpfe, wenn er sich rascher bewegen möchte. („Du schlapper Wicht, du kannst doch nicht ewig hier liegen bleiben, du mußt dich umdrehen", „Du Dussel, bleib doch stehen.")

HAUPTMANNs Patienten: „es ginge besser, wenn man sie hart anfahre, das erschrecke sie innerlich, wenn man ihnen den Befehl zur Handlung gebe, folgten sie „wie beim Militär".

Auch unsere Patienten (Klo., Ho.) ließen sich scharfe Fremdkommandos geben. Ähnliches berichten ZINGERLE, BYCHOWSKI und RUNGE.

„Wenn die Kranke aufgefordert wird, ihre Rumpfmuskeln willkürlich stark anzuspannen, vermag sie sich auf kurze Zeit gerade aufzurichten und viel besser zu gehen... sehr bald aber läßt diese Innervationsspannung nach" (ZINGERLE).

MAYER-GROSS und STEINER berichten: Der Vater des Patienten beobachtete, das S. einer Elektrischen, mit der er fahren wollte, ganz frei nachzulaufen vermochte, als sie sich plötzlich in Bewegung setzte!

„Von der Mutter angespornt, führt er nach sichtbarem Aufwand des Willens den Löffel bis zum Munde" (GOLDFLAM).

Selbst elementare Fremdreize (Kitzel, Stich) können mitunter helfen: unser Patient Klo.: wenn mich jemand kitzelt, kann ich mich viel besser bewegen. Patient Da. rühmte Leistungsbesserung unter kalter Dusche oder Frottierung.

Bei einem Patienten GOLDSTEINs sistierten die pseudospontanen Bewegungen erst dann, wenn der Patient an etwas stößt oder wenn man irgendwelche heftigen Sinnesreize setzte.

ZINGERLE fand bei Versuchen mit Ergographen, daß sich die Hubhöhe spontan um das Doppelte erhöhte, wenn er Nadelstichreize setzte. Hierher gehört auch die Bemerkung von MAYER-GROSS und STEINERs Patienten, „daß er beim Essen von Speisen, die ihm schmecken, nie stecken bleibt, im Gegensatz zu solchen, die ihm nicht schmecken".

Patient gelangen in Wut bessere Leistungen, auch in Erwartungserregung, wenn er sich vorgenommen hatte, beim Glockenschlag fertig zu werden, und die Glocke 6 schlug (MAYER-GROSS und STEINER).

ZINGERLE beobachtete bei einem Patienten Leistungssteigerung, wenn er im Takte des Pendelschlages mitzählte.

Unser Patient Ha. vermochte dann rascher und flüssiger zu gehen, wenn ein Passant ihm voranging, an den er seinen Blick heftete und seine Aufmerksamkeit zuwandte. Er nutzte diese Erfahrung aus, indem er so lange vor seiner Haustür wartete, bis ein solcher „Schrittmacher" vorbeikam.

e) Überraschungsaffekt und -erregung.

So eindrucksvoll die Leistungsbesserungen über verstärkten Eigen- oder Fremdantrieb scheinen, wird man andererseits nicht verkennen dürfen, daß es sich dabei um selbstgesetzte, gewünschte und erwartete Situationen handelt, die von vornherein in den eigenen Leistungsplan einkalkuliert wurden. Innerliche Erregung,

Tätigkeitsfreude, Eigenansporn, Fremdzuruf, Affektspannung u. ä. m. sind in solchen Situationen überblickbar und werden als Mittel zum Zweck „gezielt" eingesetzt. Das aber wird sofort anders, wenn es sich um unvermittelte und unerwartete Affektspannungen, Überraschungssituationen, unerwünschte und ungeduldige Fremdhilfe, Fremdbeobachtung handelt („Visiten- und Besuchsspannung"). Unter solchen nicht mehr eigengeführten Situationen zeigt sich die gesteigerte Labilität und tonisch-motorische Dekompensierbarkeit oft sehr eindrucksvoll. Hierfür die folgenden Beispiele:

Bewegungsverlangsamung, Leistungsverschlechterung, Tremorverstärkung und Steifigkeitszunahme kommen anscheinend häufig in Affektsituationen (Schreck, Angst, Überraschung) bei Aufregung oder unter stärkerer „seelischer Inanspruchnahme" zustande (STERTZ, GAMPER, FOERSTER, OPPENHEIM, ZINGERLE, STRÜMPELL, BOSTROEM). MENDELs Patient berichtete beispielsweise: „Dann beginnen die Arme zu schleudern und es wird, als ob sie zu schwer sind und der Körper sie nicht mehr tragen will." Bei Überraschung durch unerwartet Eintretende, unter Beobachtung durch andere oder selbst im Gespräch mit anderen kann es ebenfalls zu Dekompensationserscheinungen mit verstärktem Zittern, Steifigkeitszunahme oder Bewegungsversagen kommen.

„Bin ich allein, dann gehts leidlich, guckt mir aber jemand zu, so bin ich fertig, dann beginnt die Hand furchtbar zu schlagen... schon die Unterhaltung allein erhöht oft das Zittern, besonders wenn gemerkt wird, daß man auf die Hand achtet" (MENDEL).

„Anfälle von Zwangsschauen, wenn sie sich unter vielen Menschen befinden" (FALKIEWICZ und ROTHFELD).

Wenn ein Besucher überraschend ins Zimmer trat, versagte die Sprache (BERINGER).

„Wenn ich mich in einem Raum aufhalte, und es wird mir ein kurzer Gruß beim Öffnen der Tür zugerufen, so kommt mein Gegengruß häufig erst nachdem die Tür geschlossen ist" (Patient 35 von M. DORER).

STRÜMPELL erwähnt, daß unter der Erregung, Beobachtung durch andere oder wenn sie zu sprechen beginnen, das Zittern sich heftig steigern könne, so daß der ganze Körper in Zittern verfalle. Je ruhiger sich der Kranke verhalte, je ungestörter er sei, desto geringer sei die Lebhaftigkeit der Zitterbewegungen.

Wenn man während einer Handlung die Aufmerksamkeit des Patienten in anderer Richtung in Anspruch nehme, dann erstarre er in dem jeweiligen Stadium der beabsichtigten Bewegung (STERTZ).

„Alles, was nicht zur Aufgabe gehört, die den Kranken beschäftigt, wirkt entweder gar nicht oder als Störung". „Jede Unruhe in der Umgebung löst Zittern, Trommeln aus; bei eintretender Ruhe kommen alsbald auch die Gliedmaßen zur Ruhe" (DORER; P. 6).

Fremdhilfe: Eilige Fremdhilfe oder unvermutete und nicht selbst erbetene Unterstützung führen in der Regel ebenfalls zu Dekompensationen im Motorisch-Tonischen:

Unser Patient Da. berichtete, daß alle Mahnungen zur Eile das Gehen erschweren. „Wenn mich meine Frau anfaßt, verstärkt sich die Gleichgewichtsstörung, ich habe dann das Gefühl, als ob es mich umreißt, die Beine wollen nicht mit." Im Affekt ginge es gar nicht und wenn er gesagt bekäme, er möge schnell mal aus dem Wege gehen, dann bleibe er mit Sicherheit stehen, ebenso, wenn er sich helfen lassen soll oder zu irgendeinem Zeitpunkt etwas vorgenommen habe.

„Ohne Einwirkungsmöglichkeit meinerseits steigern sich die Symptome, wenn die Hilfsbereitschaft eines Besuchers mit Stützen, Führen, Halten usw. einzuspringen versucht" ...unter solchen Umständen verstärkten sich „sozusagen mit einem Ruck die vielen Tätigkeitsbeziehungen" (BERINGER).

Ähnlich berichtet LEWY: „Versucht man den Kranken zu helfen, ihn vorwärts zu ziehen, so bringt man ihn meistens zu Fall."

Dagegen kommt es offenbar relativ selten zu unvermittelter Leistungsbesserung unter Überraschungs- oder Belastungssituationen:

Nach HAUPTMANNs Beobachtung wurden die Bewegungen schlagartig flüssiger, als bemerkt wurde, daß ein Kind vom Stuhl fiel und jämmerlich schrie oder im anderen Falle eine Wasserflasche umkippte.

Ähnlich Patient (9) von DORER: „Sie könne keinen Konzert- oder Theaterbesuch mit ihrem Manne auf längere Sicht planen, da er sonst vor Angst den Abend zu verpassen oder Stunden zuvor geradezu unausstehlich sei... Sage sie aber ihrem Mann erst wenige Minuten vor Abfahrt der letzten Stadtbahn: Ich habe 2 Konzertkarten für heute abend; in 10 min müssen wir fahren, so ist er sofort bereit und alles ist gut".

IX. Motorisch-tonische Reaktionen unter einfachen Reflexbezügen.

Schließlich sei auf eine Reihe von individuell wechselnden tonisch-motorischen Reaktionen verwiesen, die sich mehr oder weniger aus elementaren reflexnahen Bezügen ergeben. Auch hierbei zeigt sich dem Betroffenen, unter welchen vielgestaltigen Umständen sonst nicht beherrschbare oder verfügbare Bewegungsmechanismen möglich werden. Wiederum versucht er auf Grund solcher Erfahrungen das ihm Entglittene durch anzuwendende Kniffe selbsttätig in den Griff zu bekommen.

Nicht selten wird berichtet, daß man sich beim Hinstürzen relativ geringfügig verletzt und gewissermaßen „geschickt" den Sturz auffängt. BERINGERs Patient berichtet: „wiederholt konnte bei an sich gefährlichen Stürzen beobachtet werden, daß beim Fall sich die gesamte Muskulatur ohne persönliches Dazutun sofort völlig lockert, so daß ein ‚kugelndes‘ Stürzen zustandekommt". Die hierbei zweifellos einspringenden elementaren Reflexmechanismen und Automatismen werden gewissermaßen durch den Affekt frei gemacht.

Da der Lidschlag selbst auf starke Blinzelreize häufig ausblieb, half er sich dadurch, daß er am unteren Augenlid zupfte. Der willkürlich nicht zu schließende offenstehende Mund („die Innervation zum Mundschluß wird nicht gefunden") schließt sich bei Gähnbewegungen spontan oder dann, wenn in Querrichtung darüber weggefahren wird (BERINGER). MENDELs Patient, der willkürlich die Lider nicht öffnen konnte, half sich durch mechanische Hebung des einen Augenlides, worauf sich das andere mit öffnete.

ZINGERLE wies auf verstärkten Blinzelkrampf in grellem Licht hin. Unsere Patientin berichtete: „wenn ich lange in der Sonne bin, habe ich die Augen nicht mehr in der Gewalt".

Elementare akustische, optische oder Taktilreize wirken sich — jedenfalls in der Versuchs- und Untersuchungssituation — offenbar recht wechselnd aus: Nach GAMPER, FOERSTER, ZINGERLE kann anscheinend völlige Reaktionslosigkeit beobachtet werden (siehe auch S. 32). Das gilt auch hinsichtlich kreislaufbedingter Reaktionen (BYCHOWSKI, ZUCKER).

Kälte- und Schmerzreize führen experimentell in der Regel zu Tonussteigerung (STERTZ). OPPENHEIM beobachtete bei 2 Patienten Tremorunruhe nur dann, wenn die Hände in kaltes Wasser getaucht wurden. Wärmereize führen meist zu Tonusminderung.

Nach WILSON zeigten sitzende Kranke, die unvermutet mit dem Sessel nach vorn oder hinten übergekippt wurden, sowohl prompte Reaktionen, als erhebliche Herabminderungen, jedenfalls verschiedenste Varianten in der Ausprägung der Reaktivbewegungen.

X. Schlaf, Ermüdung, Erschöpfung, Ruhe, Hypnose, Narkose, Alkohol.

Schon von jeher ist das mehr oder weniger weitgehende Abklingen und Verschwinden extrapyramidaler Symptomatik in der Schlafsituation aufgefallen. Das bedarf jedoch unter mehrfacher Hinsicht einer Erörterung. Zunächst einige Eigenberichte:

BERINGERs Patient spricht von dem „Erleben einer dem Tageslauf völlig fremden und intensiv genossenen allgemeinen Entspannung". Während der Tremor in der ersten halben Stunde der Bettruhe als „eine eigenartige, störende, schwer zu beschreibende, unleidige Mißempfindung" gespürt wird, hört er in der Phase beginnenden Einschlafens auf, in der zwar eine gewisse traumhafte Verworrenheit schon vorhanden ist, in der aber daneben das Aufhören des Tremors noch richtig beobachtet und registriert werden kann.

Abends im Bett ging es immer recht gut, der Patient fühlte sich völlig frei von Bewegungsstörungen. Doch wird andererseits darauf hingewiesen, daß Patient nie müde sei, das Einschlafen 2 Std. dauere und die Grenze zwischen Schlafen und Erwachen unbestimmt sei. Er lege sich zum Schlafen nicht sofort flach hin, ein Teil des Rückens frei schwebend (MAYER-GROSS und STEINER).

Im Einschlafen steigert sich der Tremor gewöhnlich und läßt den Kranken schwer zur Ruhe kommen. ...Blickkrampf hört im Schlaf nicht selten auf (RUNGE).

„Wenn er nachts aufstand, um etwas zu essen, bemerkte er nach anfänglicher, stärkerer Erschwernis sehr bald eine deutliche Leistungsbesserung gegenüber den Möglichkeiten am Tage: Der Gang ist sicher, die schiefe, buckelige Tageshaltung ist verschwunden, der Tremor ist geringer als bei Tage" (BERINGER).

„Kurz nach dem Aufwachen am Morgen könne er ein paar Bewegungen rasch ausführen, dann höre es auf" (HAUPTMANN).

„In der Müdigkeit nehmen alle Störungen ab, im Einschlafen, im schlaftrunkenen Denken kein Zwangsdenken, keine Imitativ- oder Iterativmechanismen" (BÜRGER-PRINZ und MAYER-GROSS).

„In seelischer und körperlicher Ruhe läßt die Starre häufig nach, Patienten fühlen sich unmittelbar nach dem Erwachen ganz weich." Im Schlaf sei alles gut. Das Zittern ist am schlechtesten abends und nach dem Mittagsmahle. Mit Zunahme der Ermüdung häuften sich auch die Zitterbewegungen. Das Zittern verstärkt sich am Abend und hört im Schlafe auf. Rasche subjektive Ermüdbarkeit, muß deshalb fortwährend versuchen, ihre Stellung zu wechseln (ZINGERLE).

„Auch Hyperkinesen pflegen im Schlaf zu sistieren und treten nach dem Erwachen nicht gleich auf" (GOLDFLAM).

Tremor am Morgen schwächer als am Abend; während des natürlichen und künstlichen Schlafes sistierend (GAMPER).

„Nachts und nach dem Erwachen keine Starre" (MAYER-GROSS und STEINER).

„Morgens bin ich dann so gut bei Kräften, daß ich das Frühstück selbst einnehmen kann; zu allen anderen Mahlzeiten... muß ich jedoch gefüttert werden" (Patient 2 von M. DORER).

Ähnliche Berichte gaben MENDEL, STERTZ, GAMPER.

Besonders bemerkenswert erscheint, daß sich die tagsüber Erstarrten im Schlaf mühelos von einer Seite auf die andere drehen oder etwa im Traum fließend sprechen können. Darüber berichtete HAUPTMANN und mehrere Schilderungen unserer eigenen Patienten gehen in die gleiche Richtung. Insbesondere war das fließende nächtliche Sprechen den Bettnachbarn unseres Patienten Klo. aufgefallen.

„Akinetische Patienten, die kaum ja und nein sagen konnten, redeten im Schlaf und kurz nach dem Erwachen" (HAUPTMANN).

Auch DORER weist darauf hin, daß gar nicht so selten im Traume fließend gesprochen werden kann: „Die äußere Erscheinung des Patienten ist starr und steif; er spricht nur sehr selten und dann nur mit hoher Stimme wenige Worte. Aber manchmal, sagt seine Frau, ... mitten in tiefer Nacht zwischen 2 und 3 Uhr werde er wach und spreche mit ihr über schwierige wissenschaftliche Fragen... in fließender Rede und mit einer Lebendigkeit und Wärme ... bei Tagesbeginn sei dann alles wieder wie ausgelöscht."

Man wird einigermaßen allgemeingültig sagen dürfen, daß der tremormindernden und entspannenden Einschlafsituation für gewöhnlich ein Überspannungs- und Ermüdungsstadium voranzugehen pflegt, in dem Rigor, Tremor, störende Mißempfindungen und Bedürfnis nach Lageveränderung zunächst noch einmal zuzunehmen scheinen. Erst dann kommt es unter dem Erleben entspannter Ruhe zum Schlaf. Besonders bemerkenswert sind die subjektiven Erlebnisse und motorisch-tonischen Leistungsbesserungen beim Aufwachen während der Nacht oder am Morgen. Dann werden für kurze Zeit erhöhte Gangsicherheit, erleichterter Bewegungsfluß, Haltungsverbesserungen, Rigor- und

Tremornachlaß beobachtet. Vergleicht man hiermit Tonuswandel und Bewegungs-
äußerungen in Einschlaf-, Schlaf- und Aufwachsituationen beim Gesunden,
so finden sich wiederum gewisse Übereinstimmungen. Die dem Wach—Schlaf-
rhythmus eigenen Gesetze im tonisch-motorischen Verhalten werden vom
Parkinsonisten jedenfalls in mancher Hinsicht übernommen. Andererseits wird
auffällig, daß der Erkrankte in der Aufwachsituation zu motorischen Leistungen
und tonischem Verhalten befähigt wird, über das er tagsüber in der Regel nicht
oder nur situationsbedingt verfügt. Das aber steht in gewissem Gegensatz zu
den Verhältnissen beim Bewegungsgesunden. Hier erscheint beim nächtlichen
oder morgendlichen Aufwachen gerade der anfängliche Bewegungsvollzug schwer-
flüssiger und ungeordneter, die Haltung schlaffer, die sprachlichen Äußerungen
im Traum in der Regel unkoordiniert, verlangsamt oder stockend. Sicherlich ist
für den Parkinsonisten der Faktor der allgemeinen Erholung, vorangehender
Tonusentspannung und Muskelruhe für die Leistungsverbesserung maßgeblich,
zumal übereinstimmend eine Vertiefung der Gesamtsymptomatik und Nachlaß
aller Leistungen in Ermüdungs- und Erschöpfungssituationen angegeben wird.
Das aber würde entsprechend auch für den Bewegungsgesunden gelten. Möglicherweise stellt die besondere Bewußtseinslage innerhalb initialer Aufwachsituationen
maßgebliche Voraussetzung dafür dar, daß die subjektiven Erlebnisse im Innen-
und Außenfeld weniger bedrängend und belastend erscheinen, so daß in das
lokomotorisch-tonische Verhalten etwas von „schlafwandlerischer" Sicherheit
kommt. Die registrierende und übersichernde „Lauerhaltung" hingegen dürfte
erst allmählich zu voller Entfaltung kommen und unter zunehmender Wachheit
zu erneuter Störung führen. So bedeutet die initiale Aufwachsituation gegenüber
dem Bewegungsgesunden für den Parkinsonisten Leistungs- und Haltungs-
besserung.

In ähnliche Richtung weisen auch die bekannten Leistungsbesserungen und
der subjektiv empfundene Störungsnachlaß unter Narkoticis, Alkohol und
Hypnose.

REINHOLD hatte auf die Beeinflussung extrapyramidaler Bewegungsstörungen (Mikrographie) unter Hypnosebehandlung hingewiesen. „In einer leichten Hypnose erfolgen aktive
und passive Bewegungen leichter" (BYCHOWSKI).

Zittern verringert sich unter Alkoholgenuß: „am auffälligsten war aber die Änderung
nach Darreichung eines viertel Liters leichten Weißweines. Nachher die besten Leistungen,
die Form der Kurve ähnlich wie beim Normalen, auch Hubhöhe. Auch die Zitterbewegungen
sistierten fast vollkommen. Auch die Ermüdung machte sich weniger geltend" (ZINGERLE).

Nach DESTRÉES Untersuchungen übt Alkohol auf den ermüdeten und nicht ermüdeten
Muskel einen günstigen Einfluß aus.

Unter den hierbei zur Auswirkung kommenden leistungssteigernden und
rigor-tremor-mindernden Faktoren wird man ebenfalls jene besondere psychische
Gesamthaltung ansehen müssen, der — indem sie die Erlebnisse im Innen- und
Außenfeld verundeutlicht — eine in dieser Hinsicht aufmerksamkeitsablenkende
Funktion zukommen dürfte. Auch hierbei verliert sich manches von der ängstlich-
registrierenden und übersichernden Haltung. Der Betroffene vermag die Trans-
ponierungsstörungen und Transformierungsmechanismen zu „übersehen". Die
störenden Interferenzverhältnisse zwischen Vorgängen im Innen- und Außenfeld
verlieren an Prägnanz und Wertigkeit.

XI. Individuelle und idealtypische Symptomausprägung.

Wenn in den vorangehenden Abschnitten dargestellt wurde, unter welcher Vielgestalt von Erlebnismöglichkeiten, subjektiven Einstellungen und Verarbeitungsmechanismen sich Extrapyramidalstörungen ausprägen können, so wurde damit lediglich ein gewissermaßen idealtypischer Überblick gegeben. In der Regel pflegt in der individuellen Krankheitsgeschichte der Schwerpunkt in recht wechselnder Form mehr oder weniger auf dem einen oder anderen Gebiete des Innenfeldes zu liegen. Das entspricht in etwa der individuellen Variation in der Ausprägung objektiver Symptome, ohne allerdings hiermit notwendig in Korrelation zu stehen. Überblickt man eine Anzahl von Krankengeschichten, so ist nicht zu übersehen, daß manche Eigenberichte — selbst unter gezielter Exploration — nur ein recht symptomarmes Innenfeld zur Darstellung bringen. Solche individuellen Unterschiede im Erlebnisreichtum können natürlich in sehr vielen Umständen ihre Begründung finden. Von vornherein schieden für unsere Untersuchung jene Verläufe aus, die sich durch eindeutig hirnorganisch bedingten zusätzlichen Antriebsschwund und psychische Abbauerscheinungen hervorhoben. Aber selbst dann, wenn man von solchen überlagerten Bildern absieht, verbleibt doch eine erhebliche Spielbreite individuellen Erlebnisreichtums. Mitunter wurde auffällig, daß differenziertere Persönlichkeiten einerseits und primitiv strukturierte andererseits die eindrucksvollsten und erlebnisreichsten Berichte gaben. Ähnliches gilt für Jugendliche. In einer mittleren Breite nicht sonderlich konturierter Primärstrukturen waren die Eigenschilderungen mitunter relativ erlebnisarm. *So entstand der Eindruck, daß sich das Innenfeld um so reicher und differenzierter symptombesetzen kann, je differenzierter, lebendiger oder aber primitiv unmittelbarer persönliches Erleben und Auseinandersetzung mit der Erkrankung statthat.* Andererseits zeigen die oft nur zu vergeblichen Versuche der Betroffenen, ihre Krankheit einigermaßen zu beherrschen, daß dies um so mehr zu gelingen scheint, je mehr die sinnlich-anschauliche Auswirkung des Krankheitshintergrundes durch die „Wirkungsbereitschaft des Weltbildes" aus gesunden Tagen noch korrigierbar wird. In dieser Hinsicht kommt den jüngst von wahrnehmungspsychologischer Seite deutlicher hervorgehobenen Faktoren, die auf eine Angleichung der Wahrnehmung an die wahrzunehmende Realität zielen, eine maßgebliche Bedeutung zu. Hier wirkt sich die „wahrzunehmende Realität als bloßes Wissenszentrum" als entscheidendes Faktum aus (ERISMANN). Doch gilt es neben individuellen Prägungen im Gesamtbild jene episodenhaft wechselnden Erlebnisunterschiede zu bedenken, wie sie an besondere Zustände des Versagens und der Dekompensation während des Gesamtverlaufes der Krankheit geknüpft sein können. Gerade von hier aus beleuchtet sich unser Problem in einer besonderen Weise. *Es scheint nur zu verständlich, wenn mit gesteigerter Nachinnenwendung unter vitaler Dekompensation die sonst „übersehenen" Innensyndrome wirkungskräftig auftauchen.* Auch dies hat wiederum seine Entsprechung im Wechsel der Ausprägung objektiver Symptome. Wir denken hierbei etwa an die unter mancherlei Provokation greifbarer werdende Objektivsymptomatik bei cerebralorganischen Prozessen im allgemeinen, Situationen also, die ebenfalls Belastungszunahme bedeuten. (Auslösung latenter Reflexstörungen unter Evipan, Pervitin, thermischer Einwirkung oder Bewegungsbelastung.)

Schließlich modifiziert sich die Erlebnisstruktur entsprechend der Ausbreitungstendenz in der objektiven Symptomatik. Hier bestätigt sich jene von GOLDSTEIN dargelegte Erfahrung, daß der Organismus, solange er noch in der Lage ist, den an ihn gestellten Forderungen zu genügen, bei der alten, wenn auch defekten Leistung bleibt. Erst die völlige Unmöglichkeit dazu erzeugt den Zwang zur Ersatzbildung.

So kann sich die Innensyndromatik entweder unter besonderen primärcharakterlichen Gegebenheiten, krankheitsbedingten Faktoren oder unter vitalen Dekompensationszuständen in Richtung idealtypischer Ausprägung komplettieren. Unter diesen Gesichtspunkten dürften jedoch gewisse Entwicklungsrichtungen und vorübergehende Zustandsbilder im Krankheitsverlauf Bedeutung gewinnen, die ebenfalls unter persönlicher Auseinandersetzung der Betroffenen mit ihren Extrapyramidalstörungen in Gang kommen können.

XII. Entwicklung angst- und zwangsneurotischer sowie psychasthenischer Mechanismen.

Manches an objektiver Symptomdarstellung, in der Erlebnisrepräsentanz und in der subjektiven Krankheitsverarbeitung hatte immer wieder erkennen lassen, daß Vorgänge nach Art neurotischen Geschehens mit ins Spiel kommen können. Es scheint nicht zufällig, wenn man in Unkenntnis der cerebralorganischen Natur alle parkinsonistischen Krankheitsbilder als Neurosen aufgefaßt hatte. So wurden die Pulsionsstörungen von CHARCOT als Zwangsbewegungen, gewisse Haltungsstörungen von ZINGERLE als „primäre Zwangsstellungen" und die Gehhemmungen von OPPENHEIM als eine Art „Phobie" (Basophobie) angesehen. Heute wissen wir, daß zwangsneurotische Symptomatik postencephalitischen Verläufen und Paralysis agitans-Entwicklungen lediglich vorangehen oder überlagernd bzw. durchgestaltend parallel gehen kann. (CASSIRER, OPPENHEIM, GOLDSTEIN, MAYER-GROSS und BÜRGER-PRINZ und MAYER-GROSS und STEINER.)

Wir hatten die Fragen auf S. 6 bereits angeschnitten. Es war auch daraufhingewiesen worden, daß mit den Motivationsprozessen und Distanzierungsvorgängen, mit der Verselbständigung der Innensymptome und Außensymptome sowie mit entsprechenden Selbstentfremdungserlebnissen ein Erlebnishintergrund gegeben ist, der zwangsneurotischen Mechanismen entgegenkommen dürfte. Das gilt auch für die dauernd registrierende Aufmerksamkeitshaltung, die alles Motorisch-Tonische einzubeziehen bestrebt ist. Die in mancherlei objektiver Extrapyramidalsymptomatik zur Wirkung kommende Tendenz zu fortdauernder Wiederholung (Iteration, Perseveration, Palilalie u. ä. m.) und die den Nach-, Mit- und Symmetriephänomenen zugrunde liegenden Dauertendenzen dürften ebenfalls eine gewisse Entsprechung in dem die Zwangsvorgänge konstituierenden Faktor des „Immerwieder" und der Dauer haben. Schließlich finden sich in dem Faktor „Starre" innerhalb aller Entäußerungen dem Zwangsmechanismus Verwandtes. So wird man MAYER-GROSS und BÜRGER-PRINZ folgen können, wenn sie auf die grundsätzlichen Schwierigkeiten hinweisen, die im Einzelfalle einer scharfen Abgrenzung echter Zwangshandlungen gegenüber manchen Extrapyramidalmechanismen in objektiver und subjektiver Richtung entgegenstehen. In unserem Zusammenhange sei lediglich auf die von den letztgenannten Autoren geführte Diskussion verwiesen.

Ein durchaus entsprechender Sachverhalt ergibt sich auch im Hinblick auf angstneurotische Mechanismen. Unter Hinweis auf das über die „gefühlsbetonten Befindlichkeiten" Gesagte (S. 24) sei lediglich hervorgehoben, daß die stete, übersichernde und ängstliche „Lauerhaltung" mit ständigen Pulsionsbefürchtungen und die durch mannigfache Störungen bedingte Ausweitung des Überraschungsfeldes, sowie Symptome in Richtung von Erwartungsängsten (Verschluckungsangst, Sturzfurcht) eine kontinuierliche Zuständlichkeit schaffen, auf deren Boden hin und wieder einmal angstneurotische Züge im engeren Sinne zur Entwicklung kommen können.

Ähnliches gilt schließlich auch hinsichtlich psychasthenischer Entwicklungen. Es war gezeigt worden, in welchen Formen des Versagens Umwelt- und Innenweltbelastungen beantwortet werden können. Hier ergibt sich eine Spannbreite von Reaktionsmöglichkeiten, die — in asthenisches Geschehen übersetzt — zwischen Affektkrampf und psychasthenischer Ohnmacht zu liegen scheint. Vor allem Fischer und Leyser hatten auf die sich hierbei verdeutlichende enge Koppelung zwischen Extrapyramidal- und Vegetativsymptomatik hingewiesen („extrapyramidales System als Ausdrucksorgan der vegetativen Persönlichkeit").

XIII. Verstimmbarkeit, Verstimmung, anfallsartige Zustände.

Versucht man sich ein Bild über das innere Zumutesein der Betroffenen zu machen, so wird man vorerst von der tiefgreifenden Verhältnisänderung in den Beziehungen zwischen der Person und ihren Bewegungen und Wahrnehmungen ausgehen müssen. Dabei werden in erster Linie zwei Störkomplexe maßgeblich. Goldstein schloß, daß die Störung vornehmlich in einer extremen „Blockierung der Psyche durch die abnormen motorischen Vorgänge" und zugleich in einer „Lockerung der Beziehungen zwischen Persönlichkeit und Bewegung" zum Ausdruck komme. Das gilt — wie dargelegt — einschließlich der bewegungsgebundenen Wahrnehmung. Der Kranke erlebt also in einer Art invertierter Haltung (Bychowski) unter besonderer „Einengung der Ideen auf seinen Krankheitszustand" — wie es Zingerle ausdrückte — ein Mißverhältnis, was extreme Blockierung und zugleich verstärkte Lösung gegenüber seinen Bewegungs- und Wahrnehmungsakten bedeutet. *Einer solchen doppelgesichtigen Gefügeänderung zwischen dem Betroffenen und seinen Motilitäts- und Sinnesfeldern stehen wiederum gegenläufige Störkomplexe innerhalb seiner Beziehungen zur Umwelt gegenüber.* Wenn man vielfach die Unmöglichkeit, Gefühls- und Affektregungen Ausdruck zu verleihen und das verminderte Vermögen, Eindrücke von außen aufzunehmen (psychomotorische Einengung) in den Vordergrund stellte, so hatte man — wie bereits ausgeführt — lediglich die eine Seite der Subjekt-Umweltbezüge charakterisiert. Einerseits stellen die in der „inneren Bewegung" und „Tonusstimmung" zur Darstellung kommenden Residualphänomene eine Form der Entäußerung dar, die derjenigen des Gesunden unter stärkster innerer Erschütterung bzw. äußerster Umweltbelastung — also einer „Maximal"entäußerung — verwandt ist. Andererseits kennzeichnet sich eine alltägliche Vielzahl von außen bewirkter oder „nach außen" fehlprojizierter Eindrücke durch eine besondere, dem Gesunden in der Regel nicht begegnende Wirkkraft und Haftdauer. *So spiegelt sich auch in den Subjekt-Umweltbezügen die Gegenläufigkeit extremer Blockierung und Lösung — wie sie der Betroffene im Verhalten zu sich selbst erlebt — wieder.* Man wird von einer solchen Gesamtsituation der Betroffenen ausgehen müssen, um das „nie ganz vermeidbare Gefühl der Einsamkeit" (BERINGER), die „qualvolle innere Unruhe" (EULENBURG), aber auch die „schwer beschreibbare Gleichgültigkeit" (HAUPTMANN) oder das „Anwachsen der hypochondrischen Natur" (ZINGERLE) in ihren möglichen Ansätzen begreifen zu können. Zustände des Vorsichhindösens mit dem Eindruck der Gedankenarmut und -leere können im Wechsel mit solchen verstärkter ängstlich-sichernder Wachheit stehen. Von hier aus versteht sich auch die häufig vermerkte Verstimmbarkeit und Verstimmung vornehmlich in Richtung des Ängstlich-Unsicheren, des Apathischen und Hypochondrisch-Depressiven. MAYER-GROSS und BÜRGER-PRINZ hatten darauf verwiesen, daß sich gerade von hier aus gewisse Grundeinstellungen für das ganze Leben, das so völlig unter der Herrschaft der Schicksalsstruktur (WERNER) steht, entwickeln können. Mitunter aber kann es bekanntlich innerhalb solcher grundierender Gestimmtheiten zu episodenhaften Vertiefungen nach Art „reaktiver" aber auch eigengesetzlich endogen-biologischer Verstimmungen kommen. Innerhalb solcher im Verlaufe parkinsonistischer Prozesse nicht selten zu beobachtenden phasischen Verstimmungen unterliegt die Erlebnisstruktur naturgemäß veränderten Gesetzen. Die nunmehr sich entfaltende Innensyndromatik gehört — ebenso wie diejenige zwangs- und angstneurotischer Entwicklungen nicht mehr zu unserem Thema. Doch kann die hiermit verbundene allgemeine psychische Auflockerung unter Umständen den Boden für eine Intensivierung der Innen- und Außensymptomatik geben. Man wird diesen Sachverhalt nicht außer acht lassen dürfen.

Nicht immer kennzeichnet sich die Paralysis agitans durch progredient anhaltenden Verlauf und nur ein Teil postencephalitischer Krankheitsverläufe entwickelt sich fortschreitend in ungünstigem Sinne (MARIE, BING, v. ECONOMO, LEWY). Neben seltenen Beobachtungen, die sich weitgehend bessern oder sogar abheilen können (BING, GROSS), gewinnen Krankheitsverläufe remittierenden Charakters besonderes Interesse (GROSS, LEONHARD, SCHWAB, FABING und PRICHARD, SCHULTZE, STIEFLER). Hierbei können sich episodenhafte, über Wochen oder Monate verlaufende Intensivierungen der Gesamtsymptomatik entwickeln, die nach Art „phasischer Verstimmungen" durch Zustände gesteigerter ängstlicher Unsicherheit, Gedrücktheit und Schwunglosigkeit — mit verstärkter Extrapyramidalsymptomatik — gekennzeichnet sind. Mitunter kann es zu passagerer deliranter Unruhe kommen. Solche Stadien führen keineswegs notwendig zu verstärkter „Defektsymptomatik", sondern können nach Abklingen durchaus zum Ausgangsbild zurückführen (eigene Beobachtungen) (siehe auch GOLDFLAM).

Schließlich ist zu bedenken, daß prozeßeigene anfallsartige Zustände mit Intensivierung der objektiven Symptomatik und besonderer Ausgestaltung der Innensymptome das Gesamtbild weitgehend variieren können. Hierher gehört zweifellos ein Teil gewisser „akinetischer Anfälle" mit unvermitteltem Hinstürzen (GERSTMANN, SCHILDER, RUNGE), manche pseudokataleptischen Bilder oder passagere Pulsions„anfälle", ein Teil der Zustände von Akathisie (HASCOVEC) und verschiedene Formen von Schauanfällen (EWALD). Auch kurz-episodische mit Rigorsteigerung, verstärkter Amimie, Speichelflußzunahme, Schweißausbrüchen und Schwindelzuständen (CHARCOT, VULPIAN, BRUNS) einhergehende

Zustände kommen mitunter zur Beobachtung. Hierbei zeigt sich die Koppelung extrapyramidaler Entäußerungen an Vegetativdekompensationen oft eindrücklich [„extrapyramidal-motorisches System als Ausdrucksorgan der vegetativen Persönlichkeit" (FISCHER und LEYSER)].

XIV. Abschluß.

Aus den Eigenberichten ergibt sich ein bemerkenswerter Einblick in die speziellen Erlebnisstrukturen bei Extrapyramidalerkrankungen. Hierdurch wird es möglich, die hierhergehörigen Krankheitsbilder von einer bisher nur unzureichend beachteten Blickrichtung zu kennzeichnen. Das von der klassischen Neurologie umrissene Bild extrapyramidaler Störungen hatte sich unter der Thematik des Funktionswandels und unter dem Eindruck differenzierterer leistungsmotorischer Untersuchungen erweitert und in verschiedener Richtung abgewandelt. Die aus unseren Eigenberichten hervorgehenden „Erlebnisbefunde" erlauben neben die neuronentypologischen, funktional- und leistungsausgerichteten Betrachtungsweisen eine erlebnisstrukturelle zu setzen. Mit einer solchen Untersuchungsweise lassen sich sowohl innerhalb der Wahrnehmungs- als auch Bewegungsfelder krankheits-spezifische Befunde fassen, die mit der Methodik der Funktions- und Leistungsneurologie (Funktionswandel) nicht zu erheben sind. Der Grund hierfür dürfte darin liegen, daß es sich um Symptome handelt, die in einer Grenzzone auftauchen, innerhalb derer eine leistungs- und sinnesphysiologische und -psychologische Darstellung nur beschränkt möglich ist. Die aus den Berichten hervorgehenden „Erlebnisbefunde" liegen also jenseits dessen, was mit der Thematik und Methodik der Lehre vom Funktionswandel objektivierbar wird. Sie sind andererseits in einer besonderen Weise motilitäts- und sinnesphysiologisch verhaftet und erscheinen somit wiederum an der äußersten Peripherie somatopsychischer Wechselbeziehungen.

Abschließend kann es sich lediglich darum handeln, auf einige hierbei deutlich werdende Hauptgesichtspunkte noch einmal hinzuweisen. Als ein für die parkinsonistischen Störungen entscheidender Sachverhalt stellt sich erlebnisstrukturell heraus, daß Krankheitssymptome nicht nur innerhalb der Bewegungs- sondern auch innerhalb der Wahrnehmungsfelder gegeben sind. In beiden Bereichen aber liegen die Störerlebnisse innerhalb leibnaher Zonen von Wahrnehmung und Bewegung; sie stehen in Struktur und Dynamik unter gleichen übergeordneten Gesetzen. Das Gesamt der „Erlebnisbefunde" ist in einen Rahmen eingespannt, der die Bezüge des Subjekts zu sich selbst, zur Krankheit und gegenüber den Gegebenheiten der Umwelt umgreift[1]. Mit der Labilität und Erstarrung, Verschwommenheit und Durchbrechung der Grenzen dieser verschiedenen Einstellungen ist ein erstes Kennzeichen gestörter Struktur gegeben. Das stellt sich für die lokomotorisch-tonisch besonders eng gebundenen Sinnesbereiche durch Störungen in der Differenzierung quasiaktiver und -passiver Wahrnehmungen und in Projektionsschwierigkeiten in der Wahrnehmung mit paradoxen Projektionen, Projektionspervertierungen und -konversionen dar. In der Bewegung hingegen entspricht dem eine fluktuierende Führungsinstabilität und ein inadäquater Führungswechsel innerhalb

---

[1] Siehe hierzu: H. JACOB: Formale Grundprinzipien bei Krankheitsverläufen. Zbl. Neur. **128**, 349 (1954).

des Zusammenspiels von vornehmlich eigenständigen und überwiegend fremdreizbestimmten Bewegungsabläufen. Im Wahrnehmen und Bewegen besteht der Strukturwandel zugleich darin, daß durch wechselförmige Verselbständigungen objektiv und subjektiv vermittelter Erlebnisse und Führungskräfte nunmehr die Figur-Grund-Beziehungen in ihrer außerordentlichen Labilität wiederum unvermittelt erstarren können. Ein weiteres Strukturkennzeichen ist mit der Störung „negativer Leistungen" und „illusionierender Vorwegnahme" gegeben. Die Wirkungsgesetze der „Nebenläufigkeit" im Wahrnehmen und Bewegen werden durchbrochen. „Negative Leistungen" gelingen darüber hinaus oft nur scheinbar, indes die Prägkraft des „Nichtbeachteten" latent weiter wirkt und späterhin in verschiedener Form unvermittelt Folgen zeitigen kann. Der vor allem die Initialstadien, aber auch den gesamten Krankheitsverlauf kennzeichnende Wechsel von Identifizierungs- und Distanzierungsmechanismen bringt — als weiteres Strukturmoment — nicht nur die Unmittelbarkeit und besondere Art zum Ausdruck, mit der die Krankheit den Betroffenen „integrieren" kann. Die „verdrängenden" Identifizierungsvorgänge können zugleich Anlaß zu Symptomverschiebungen vom Motilitätsfeld auf Sinnesfelder bewirken. Andererseits aber können mitunter subjektive Innensymptome der ihnen zugeordneten objektiven Symptomatik vorausgehen. Die objektive Symptomatik im Außenfeld entwickelt sich dann aus der subjektiven im Innenfeld heraus. Zudem können objektive und subjektive Symptome einander wechselweise ersetzen, und zwar in ähnlicher Form, in der die einander verdrängende Wechselwirkung zwischen Tremor und Rigor zustandekommt. Für die Extrapyramidalerkrankung entscheidend werden Strukturveränderungen im Bereich jener Erlebnisse, die sich auf Wirkungstendenzen innerhalb eigenständiger Bewegungs- und Haltungsformen beziehen. So bewirken Nach-, Mit- und Symmetriebewegungen durch extreme Verselbständigung für die Betroffenen Übergangsschwierigkeiten von der Bewegung zum Halt und umgekehrt. Insofern kennzeichnet sich das Krankheitsgeschehen als allgemeine transformative Werkzeugstörung im Lokomotorisch-Tonischen. Das aber um so mehr, als der Mechanismus „negativer Leistung" gestört erscheint. Auch innerhalb der Sinnesfelder spiegelt sich die transformative Störung wider. Schließlich prägt sich im Körperschemaerleben Bewegungs- und Wahrnehmungsgegebenes aus. Auch hier werden mangelhafte Plastizität, Persistenz und Nachhinken, Erstarrung und Verselbständigung erlebnisbestimmend. Zufolge einer so tiefgreifenden Strukturwandlung ist der Betroffene nie sicher vor Umschlägen seiner Empfindungen in gefühlsbetonte Befindlichkeiten. Von hier aus finden sich Zugänge zur Stimmungsstruktur der Betroffenen. Aus der besonderen Erlebnisstruktur bei extrapyramidalen Störungen werden schließlich nicht nur asthenische Versagungsmechanismen, sondern auch zwangs- und angstneurotische Entwicklungen begreifbar und ableitbar.

XV. Literatur.

ALLERS, R.: Vom Nutzen und den Gefahren der Metapher in der Psychologie. Jb. Psychol. 3. Jhrg., H. 1 (1955).
ALQIER, L.: Pathogénie de la maladie de Parkinson. Gaz. Hôp. 68, 71 (1903).
— La maladie de Parkinson. Gaz. Hôp. 129, 132 (1909).

Auersperg, A. Prinz: Del Biancos Formgesetz der schwunghaft durchgeführten Bewegung. Dtsch. Z. Nervenheilk. **156**, 212 (1944).
— u. H. Sprockhoff: Experimentelle Beiträge zur Frage der Konstanz der Sehdinge und ihrer Fundierung. Pflügers Arch. **236**, 301 (1935).
Becker, H.: Über Störungen des Körperbildes und über Phantomerlebnisse bei Rückenmarksverletzten. Arch. f. Psychiatr. **182**, 97 (1949).
Bergson, H.: Matière et mémoire. Paris 1914.
Beringer, K.: Selbstschilderung eines Paralysis agitans-Kranken. Nervenarzt **19**, 70 (1948).
Berliner, M.: Beitrag zur Lehre von den psychischen Veränderungen bei Paralysis agitans. Diss. Kiel 1912.
Bernard, E.: Les troubles respiratoires dans l'encéphalite léthargique. Gaz. Hôp. **96**, 85 (1923).
Bianco, P. del: Zur Koordination schwunghafter Bewegungen und ihrer Störungen bei Kleinhirnschädigung. Dtsch. Z. Nervenheilk. **154**, 184 (1944).
Bing, R.: Über einige bemerkenswerte Begleiterscheinungen der extrapyramidalen Rigidität. Schweiz. med. Wschr. **1923**, 7.
— Syndromes extrapyramidaux réversibles. Schweiz. Arch. Psychiatr. **34**, 213 (1934).
Bostroem, A.: Der amyostatische Symptomenkomplex. Berlin 1922.
— Zum Verständnis gewisser psychischer Veränderungen bei Kranken mit Parkinsonsymptomen. Z. Neur. **76**, 444 (1922).
— Striäre Störungen und Störungen des Wollens. In Handbuch d. Geisteskrankheiten (O. Bumke), 2. Band Allg. Teil II, S. 1 u. 207, Berlin: Julius Springer 1928.
Brissaud, E.: Pathogénie et symptômes de la maladie de Parkinson. Leçons sur les maladies nerveuses, recueilles et publiées par H. Meige. 1, S. 469. Paris 1895.
— et H. Meige: Maladie de Parkinson; tremlement des paupières etc. Revue neur. **1905**, 746.
Bürger-Prinz, H.: Motiv und Motivation. Hamburg: C. Holler 1950.
— u. W. Mayer-Gross: Über Zwangssymptome bei Encephalitis lethargica u. über die Struktur der Zwangserscheinungen überhaupt. Z. Neur. **116**, 645 (1928).
— u. M. Kaila: Über die Struktur des amnestischen Symptomenkomplexes. Z. Neur. **124**, 553 (1930).
— Zur Psychologie des Schmerzes. Nervenarzt **22**, H. 10, 376 (1951).
Buytendijk, F. J. J.: Über den Schmerz. Bern: H. Huber 1948.
Bychowski, Z.: Psychopathologische Untersuchungen über die Folgezustände nach der Encephalitis epidemica, insbesondere des Parkinsonismus. Z. Neur. **83**, 201 (1923).
— Hypotonie und Hypertonie bei einer und derselben Kranken. Neur. Zbl. **1904**, 17.
— Beiträge zur Nosographie der Parkinsonschen Krankheit (Paralysis agitans) Arch. f. Psychiatr. **30**, 723 (1898).
Católa, G: Quelques considérations sur certains symptômes de la maladie de Parkinson. Rev. de Méd. **1905**, 6.
Charcot, J. M.: De la paralysie agitante. Leçons sur les maladies du système nerveux, recueillies et publiées par Bourneville 1, S. 155, Paris 1880.
Chlopicki, W.: Über anfallsweise auftretende Zwangserscheinungen im Verlaufe von Parkinsonismus nach der epidemischen Encephalitis. Arch. f. Psychiatr. **93**, 1 (1931).
Christian, P.: Über „Leistungsanalyse" dargestellt an Beispielen aus der Willkürmotorik. Nervenarzt **24**, H. 1, 10 (1933).
— Wirklichkeit und Erscheinung in der Wahrnehmung von Bewegung. Z. Sinnesphysiol. **68**, 151 (1940).
— Studien zur Willkürmotorik. Dtsch. Z. Nervenheilk. **167**, 237 (1952).
Compin, P.: Étude clinique des formes anormales de la maladie de Parkinson. Thèse de Lyon 1902.
Conrad, K.: Das Körperschema. Z. Neur. **147**, 346 (1933).
Dana, C. L.: Shaking palsy. N. Y. Med. J. 10 VI. 1893.
Derwort, A.: Zur Psychophysik der handwerklichen Bewegungen bei Gesunden und Hirngeschädigten. Beitr. z. allg. Medizin. (v. Weizsäcker) Stuttgart: F. Enke 1948.
— Bemerkungen zu den Ausführungen von v. Holst und Christian. Nervenarzt **24**, H. 1, 16 (1933).
— Untersuchungen über den Zeitablauf figurierter Bewegungen beim Menschen. Pflügers Arch. **240**, 661 (1938).
— Über die Formen unserer Bewegungen gegen verschiedenartige Widerstände und ihre Bedeutung für die Wahrnehmung von Kräften. Z. Sinnesphysiologie **70**, 50 (1943).

DORER, M.: Charakter und Krankheit (Ein Beitrag zur Psychologie der Encephalitis epidemica). Neue Deutsche Forschungen. Berlin: Junker und Dünnhaupt 1939.
— Veränderungen der psychischen Struktur durch Encephalitis epidemica. Arch. f. Psychol. 98, 1 (1937).
DYLEFF, A.: Sur certaines particularités de la force musculaire dans la maladie Encéphale 1909, Nr. 7; ref. Neur. Zbl. 1909, 1222.
ERB, W.: Paralysis agitans. Dtsch. Klin. VI. 1. Abt. (1901).
EULENBURG, A.: Paralysis agitans. Ziemssens spez. Pathol. u. Ther. XII, 1875.
— Paralysis agitans. Eulenburgs Realencyclop. der ges. Heilk. XVIII, 1898.
EHRENSTEIN, W.: Probleme der ganzheitspsychologischen Wahrnehmungslehre, Leipzig: J. A. Barth 1947.
ERISMANN, TH.: Das Werden der Wahrnehmung. — Die Stroboskopie und ihre Erklärung aus einer Wahrnehmungstheorie. Charakterologische Schriften des Berufsverbandes Deutscher Psychologen. Kongreß-Bericht. Hamburg: H. H. Nölke 1948.
EWALD, H.: „Schauanfälle" als postencephalitische Störungen. Mschr. Psychiatr. 57, 222 (1924).
EYRICH, M.: Kasuistischer Beitrag zur Lehre von den Automatismen. Z. Neur. 102, 283 (1926).
FALKIEWICZ, F., u. J. ROTHFELD: Über Zwangsbewegungen und Zwangsschauen bei epidemischer Encephalitis. Dtsch. Z. Nervenheilk. 85, 269 (1923).
FÉRÉ, CH.: Pathologie des émotions Paris: F. Alcan 1892.
FISCHER, H.: Zwangsmäßige Bewegungen bei der Encephalitis epidemica. Med. Klin. 1924, Nr. 42, 1459.
— Tierexperimentelle Studien über Amylnitrit-Krämpfe unter besonderer Berücksichtigung der Frage nach der Lokalisation und ihrer Beziehung zur inneren Sekretion. Z. Neur. 22, 241 (1914).
— Psychopathologie des Eunuchoidismus und dessen Beziehungen zur Epilepsie. Z. Neur. 50, 11 (1919).
— u. E. LEYSER: Epilepsie und Tetanie. Mschr. Psychiatr. 52, 213 (1923).
FOERSTER, O.: Die Mitbewegungen bei Gesunden, Nerven- und Geisteskrankheiten. Jena: G. Fischer 1903.
— Beiträge zur Physiologie und Pathologie der Koordination. Mschr. Psychiatr. 10, 334 (1901).
— Zur Analyse und Pathophysiologie der striären Bewegungsstörungen. Z. Neur. 73, 1 (1921).
FORSTER, E.: Linsenkern und psychische Symptome. Mschr. Psychiatr. 54, 215 (1923).
FRAGSTEIN, A. v.: Über Synkinesien bei intaktem Nervensystem an der Hand eines selbst beobachteten Falles. Mschr. Psychiatr. 10, 348 (1901).
FROMENT, J.: Le déficit psychique dans les états parkinsoniens postencéphalitiques. Rev. neurol. 1921, 649.
GAMPER, E.: Paralysis agitans. in Handbuch d. Neurologie (O. Bumke u. O. Foerster) Bd. 16. S. 757. Berlin: Julius Springer 1936.
— Klinische und theoretische Bemerkungen zu den postencephalitischen Rigorzuständen. Z. Neur. 86, 37 (1923).
GEBSATTEL, V. v.: Die Person und die Grenzen des tiefenpsychologischen Verfahrens. Studium gen. 3, H. 6, 273 (1950).
GEHLEN, A.: Der Mensch. Berlin: Junker u. Dünnhaupt 1940.
— Probleme einer soziologischen Handlungslehre. In Soziologie und Leben. Tübingen: Rainer Wunderlich 1952.
GIDE, A.: Tagebuch 1889—1939. Stuttgart: Deutsche Verlagsanstalt 1950.
GOLDFLAM, S.: Über einige ungewöhnliche Symptome im Bereich der Augenlider. Dtsch. Z. Nervenheilk. 66, H. 1/2, 27 (1920).
— Die große Encephalitisepidemie des Jahres 1920. Dtsch. Z. Nervenheilk. 73, 1 (1922).
GOLDSTEIN, K.: Über den Einfluß motorischer Störungen auf die Psyche. Dtsch. Z. Nervenheilk. 83, 119 (1925).
— u. W. RIESE: Über inducierte Tonusveränderungen beim gesunden Menschen. Klin. Wschr. 1923, Nr. 126.
— Über die Abhängigkeit der Bewegung von optischen Vorgängen. Z. Neur. 54, 141 (1923).
— Über induzierte Tonusveränderungen beim Menschen. Z. Neur. 89, 383 (1924).

GOLDSTEIN, K.: Über die gleichartige funktionelle Bedingtheit der Symptome bei organischen und psychischen Krankheiten, insbesondere über den funktionellen Mechanismus der Zwangsvorgänge. Mschr. Psychiatr. **57**, 191 (1925).

GROSS, K.: Reversibilität und Beeinflußbarkeit parkinsonistischer Syndrome. Schweiz. Arch. Psychiatr. **72**, 27 (1953).

GRUHLE, H. W.: Verstehende Psychologie. Stuttgart: G. Thieme 1948.

HAENEL, H.: Zur Klinik der extrapyramidalen Bewegungsstörung. Neur. Zbl. **1920**, Nr. 21,690.

HAUPTMANN, A.: Der „Mangel an Antrieb" von innen gesehen. Arch. f. Psychiatr. **66**, 615 (1922).

HEAD, H.: Sensory disturbances from cerebral lesions. Brain **34**, 186 (1911).

HEINROTH, O.: Über bestimmte Bewegungseisen von Wirbeltieren. Sitzgsber. Ges. naturforsch. Freunde S. 333 Berlin 1930.

HERRMANN, G.: Zwangsmäßiges Denken und andere Zwangserscheinungen bei Erkrankungen des striären Systems. Mschr. Psychiatr. **52**, 324 (1922).

HOMBURGER, A.: Über die Entwicklung der und ihre Beziehungen zu den Bewußtseinsstörungen der Schizophrenen. Z. Neur. **78**, 562 (1922).

— Zur Gestaltung der menschlichen Motorik und ihrer Beurteilung. Z. Neur. **85**, 274 (1923).

— Über pyramidale und extrapyramidale Symptome bei Kindern und über den motorischen Infantilismus. Zbl. Neur. **34**, 184 (1924).

JACOB, H.: Über die Stufung des optischen Wahrnehmungswandels bei organischen Bewegungsstörungen. Dtsch. Z. Nervenheilk. **164**, 71 (1949).

— Der Erlebniswandel bei Späterblindeten. (Zur Psychopathologie der optischen Wahrnehmung.) Hamburg: H. H. Nölke 1949.

— Extrapyramidalsymptomatik „von innen" gesehen. 88. Wand. vers. südwestdtsch. Neurol. u. Psychiat. Baden-Baden 1952; ref. Zbl. Neur. **123**, 190 (1953).

— Die innere Außenwelt des Erblindeten. Referat für den XXII. Blindenlehrerkongreß 1953. Herausgegeben vom Verein zur Förderung der Blindenbildung, Hannover-Kirchrode.

— Formale Grundprinzipien bei Krankheitsverläufen. Zbl. Neur. **128**, 349 (1954).

JANET, P.: Les obsessions et la psychasthénie. (Travaux du laboratoire de Psychologie de la Clinique à la Salpêtrière 3. S.)

— et F. RAYMOND: Névroses et idées fixes. (Travaux du laboratoire de Psychologie de la Clinique à la Salpêtrière 2. S.) Paris: F. Alcan 1903 und 1898.

KATZ, D.: Handbuch der Psychologie. Die Wahrnehmungswelt als Gegensatz der Psychologie. S. 115. Basel: B. Schwabe u. Co. 1951.

KIERKEGAARD, S.: Die Krankheit zum Tode. Bremen: J. Storm 1949.

— Furcht und Zittern. Düsseldorf-Köln: E. Diederich 1950.

KLEIST, K.: Untersuchungen zur Kenntnis der psychomotorischen Bewegungsstörungen bei Geisteskranken. Leipzig: W. Klinkhardt 1908.

— Weitere Untersuchungen an Geisteskranken mit psychomotorischen Störungen. Leipzig: O. Brandstetter 1909.

— Psychische Störungen bei Chorea. Allg. Z. Psychiatr. **64**, 769 (1907).

KLIPPEL, M., et J. LHERMITTE: Syndrome parkinsonien (Paralysie agitante) Nouv. traité de Méd. **19**, 196 (1925).

KOENIG, H.: Zur Psychopathologie der Paralysis agitans. Arch. f. Psychiatr. **50**, 283 (1912).

KRANZ, H.: Über den Schmerz. Aufsätze und Reden der Senckenbergischen naturforschenden Gesellschaft. Frankfurt a. M. 1947.

— Die Stellung des Schmerzes unter den Empfindungen. Festschr. f. Kurt Schneider. 1947.

LEONHARD, K.: Eigenartige Tagesschwankungen der Zustandsbilder bei Parkinsonismus. Z. Neur. **134**, 76 (1931).

LEWY, F. H.: Paralysis agitans. In Handbuch d. Spez. Pathol. u. Therapie innerer Krankh. (KRAUS-BRUGSCH) Bd. X. 3. Teil Nervenkrankheiten III S. 697. Berlin u. Wien: Urban u. Schwarzenberg 1924.

— Paralysis agitans. Pathol. Anatomie. Handbuch d. Neurol. Herausgeg. v. M. LEWANDOWSKY 3, 2, S. 920. Berlin. 1912.

LEYSER, E.: Über die hirnphysiologischen Grundlagen psychogener Bewegungsstörungen. Z. Neur. **94**, 337 (1924).

— Zur Differenzialdiagnose metencephalitischer und schizophrener Störungen. Z. Neur. **99**, 424 (1925).

Leyser, E: Zum Problem der Iteration. Mschr. Psychiatr. **55**, 175 (1924).

Lhermitte, J.: Les syndromes anatomo-cliniques du corps strié chez le vieillard. Revue neur. 1922, 406 u. 555.

Liepmann, K.: Der Krankheitsbegriff der Apraxie. Mschr. Psychiatr. **1900**, Nr. 8.

— Über Störungen des Handelns bei Gehirnkranken. Berlin 1905.

Linschoten, J.: Experimentelle Untersuchungen der sog. induzierten Bewegungen. Psychol. Forsch. **24**, 34 (1952).

Lotmar, F.: Die Stammganglien und die extrapyramidalmotorischen Syndrome. Monogr. a. d. Ges. geb. d. Neur. u. Psychiatr. Berlin: Julius Springer 1926.

Mach, E.: Die Analyse der Empfindungen. Jena: G. Fischer 1900.

Maillard, G.: Considerations sur la maladie de Parkinson. Thèse de Paris 1907.

Mallié, A. H.: Les troubles psychiques chez les Parkinsonniens. Thèse de Bordeaux 1908.

Mayer-Gross, W., u. G. Steiner: Encephalitis lethargica in der Selbstbeobachtung. Z. Neur. **73**, 283 (1921).

Mayer-Hillebrand, Fr.: Zur Frage, ob nur willkürlichen oder auch unwillkürlichen Augenbewegungen raumumstimmende Wirkung zukommt. Z. Psychol. **99**, 247 (1934).

Mendel, K.: Die Paralysis agitans. Berlin: S. Karger 1911.

Metzger, W.: Tonusveränderungen und optische Reize. Bericht XLV. Vers. Ophthalm. Ges. Heidelberg 1925.

Minkowski, E.: Vers une cosmologie. Paris: F. Aubier 1936.

Mjönes, H.: Paralysis agitans. A clinical and genetic study. Copenhagen: Ejnar Munksgaard 1949.

Naville, F.: Etudes sur les complications et les sequelles mentales de l'encephalite épidémique. L'Encephale **17**, 369 (1922).

Negro, F.: Quelques observations relatives au phénomène de la rou dentée. Revue neur. **1925**, 1028.

Novalis: Werke und Briefe. Leipzig: Insel-Verlag 1952.

Oppenheim, H.: Die Paralysis agitans. In Lehrbuch d. Nervenkrankheiten. S. 1726. Berlin: S. Karger 1913.

Ordenstein, F.: Sur la paralysie agitante et la sclérose en plaques généralisée. Thèse de Paris 1868.

Palagyi, M.: Wahrnehmungslehre. Leipzig: J. A. Barth 1925.

Parkinson, J.: An Essay on the shaking palsy. Arch. of Neur. **7**, 681 (1922).

Pick, A.: Störungen der Orientierung am eigenen Körper. Arbeiten aus der Psychiatrischen Universitätsklinik Prag **1** (1908).

— Bewegung und Aufmerksamkeit. Mschr. Psychiatr. **40**, 65 (1916).

— Über Störungen motorischer Funktionen durch die auf sie gerichtete Aufmerksamkeit. Wien. klin. Rsch. Nr. 1 (1907).

Piéron, H.: Les formes et mécanisme nerveux du tonus. Revue neur. **1920**, Nr. 10.

Pötzl, O.: Experimentell erregte Traumbilder in ihren Beziehungen zum indirekten Sehen. Z. Neur. **37**, 278 (1917).

Pradine, M.: Le problème de la sensation (I) und la sensibilité élémentaire (Les sens primaires) Les sens de la Défense. In: Philosophie de la sensation. Publ. de la faculté des lettres Univ. Strasbourg. Les Belles Lettres Paris VI, 1934 u. 1928.

Raymond, F.: La maladie de Parkinson. Nouv. Icongr. de la Salp. Nr. 1 (1904).

Reinhold, G.: Münch. med. Wschr. **1921**, Nr. 13.

Runge, W.: Die Erkrankungen des extrapyramidalmotorischen Systems. Erg. inn. Med. **26**, 351 (1924).

Schaltenbrand, G.: Die Beziehungen der extrapyramidalen Symptomenkomplexe zu den Lage- und Bewegungsreaktionen, zum motorischen Haushalt und zu den Stammganglien. Dtsch. Z. Nervenheilk. **108**, 209 (1929).

— Symptomatologie der extrapyramidalen Erkrankungen, (mit Hassler) in Naturforschung und Medizin in Deutschland. Wiesbaden: Dieterich Verlagbuchhdl. 1948.

— Psychologische Untersuchungen an Kranken mit Parkinsonismus nach Encephalitis epidemica. Psychol. Arbb. (Kraepelin) **8**, 563 (1925).

— Myographische Untersuchungen in der Klinik. Dtsch. Z. Nervenheilk. **142**, 1 (1937).

SCHARFETTER, H.: Zur Symptomatologie des extrapyramidalen Blickkrampfes. Dtsch. Z. Nervenheilk. **86**, 237 (1925).

SCHELER, M.: Der Formalismus in der Ethik und die materiale Wertethik. Halle: M. Niemeyer 1913/1916.

SCHILDER, P.: Das Körperschema. Berlin: Julius Springer 1923.

SCHMIDT, M.: Zur Feststellung der postencephalitischen Bradyphrenie (Naville). Schweiz. med. Wschr. **1925**, 712.

SCHNEIDER, K.: Die Schichtung des emotionalen Lebens und der Aufbau der Depressionszustände. Z. Neur. **59**, 281 (1920).

SCHWAB, R. S., H. D. FABING u. J. S. PRICHARD: Psychiatrische Symptome und Syndrome bei Parkinsonkranken. Amer. J. Psychiatry **107**, 911 (1951); ref. Zbl. Neur. **120**, 376 (1952).

SOUQUÉS, M. A.: Rapport sur les syndromes parkinsoniens. Revue neur. **1921**, 534.

SUCKOW, E.: Atemstörungen bei Encephalitis epidemica. Mschr. Psychiatr. **56**, 317 (1924).

STERN, F.: Über psychische Zwangsvorgänge und ihre Entstehung bei encephalitischen Blickkrämpfen. Arch. f. Psychiatr. **81**, 522 (1927).

STERTZ, G.: Der extrapyramidale Symptomenkomplex. Berlin: S. Karger 1921.

STÖRRING, E.: Über Zwangsdenken bei Blickkrämpfen. Arch. f. Psychiatr. **89**, 836 (1930).

STRAUS, E.: Vom Sinn der Sinne. Berlin: Julius Springer 1933.

STRÜMPELL, A.: Paralysis agitans. In Lehrbuch d. Spez. Pathol. u. Therapie d. inneren Krankh. 2. Band, S. 783. Leipzig: F. C. W. Vogel 1918.

STURM, A.: Ein Beitrag zum Mechanismus vegetativer Reflexe. Dtsch. med. Wschr. **1953**, 156.

THIELE, R.: Person und Charakter. Leipzig: G. Thieme 1940.

— Zur Kenntnis der psychischen Residuärzustände nach Encephalitis epidemica bei Kindern und Jugendlichen, insbesondere der Weiterentwicklung dieser Fälle. Mschr. Psychiatr. Beih. 36, 1926.

THOMAYER, A.: Bemerkungen zur Kenntnis der Paralysis agitans. Arch. Bohém. Méd. Nr. 1 (Virchows Jber. **1887**).

TINEL, J.: Syndromes néphropathiques et encéphalite léthargique. J. méd. franç. **12**, 164 (1923).

ULLRICH, H.: Tiersprache und Menschensprache. Studium gen. **5**, H. 7, 443 (1952).

WEIZSÄCKER, V. v.: Der Gestaltkreis. Stuttgart: G. Thieme 1947.

— Die Analyse pathologischer Bewegungen. Z. Nervenheilk. **95**, 108 (1926).

WERNER, H.: Einführung in die Entwicklungspsychologie. Leipzig 1926.

WILSON, K.: Die zentralen Bewegungsstörungen. Abhandl. d. Neur. Psychiatr. u. Psychol. **1936**, H. 75.

WILSON, S. A. K.: Paralysis agitans. Neurology **2**, 787 (1940).

WOLLENBERG, R.: Paralysis agitans. In Nothnagels spez. Pathol. u. Therapie Bd. 12, Wien 1899.

ZINGERLE, H.: Über Paralysis agitans. J. f. Psychol. **14**, 81 (1909).

— Beitrag zur Kenntnis und Entstehung rhythmisch-iterierender Hyperkinesen im Verlaufe organischer Gehirnerkrankungen. Z. Neur. **99**, 18 (1925).

— Beitrag zur Kenntnis des extrapyramidalen Symptomenkomplexes. J. f. Psychol. **27**, 152 (1922).

— Über Stellreflexe und automatische Lageveränderungen des Körpers beim Menschen. Klin. Wschr. **1924**, Nr. 41.

— Klinische Studie über Stellreflexe. J. f. Psychol. **31**, 329 (1925).

ZUCKER, K.: Schreckreaktionen bei Parkinsonisten und Katatonen im Vergleiche zu Normalen. Arch. f. Psychiatr. **79**, 531 (1927).

ZUTT, J.: Die innere Haltung. Mschr. Psychiatr. **73**, 52, 243, 330 (1929).

— s. a. Zbl. ges. Psych. **57**, 846 (1930).

Namenverzeichnis.

Reinhold 53, 64.
Reisch 47.
Rudert 14.
Runge 8.

Schaltenbrand 31, 48.
Scheler 24, 27, 28.
Schilder u. Hoff 49,68.
Schultze 68.
Schwab 68.
Steiner 39.
Stern 39, 53.
Stertz 8, 13, 38, 42, 43, 45, 49, 55, 61, 62, 63.
Stiefler 68.

Strauß 9, 38.
Strümpell 10, 22, 38, 48, 53, 61.
Stumpf 28.
Sturm 19.

Thiele 31.
Thomayer u. Fragstein 49.
Tinel 22.
Trousseau 4, 22.

Ullrich 33.

Vulpian 53, 68.

v. Weizsäcker 9, 10, 12, 15, 19, 20, 23, 36, 38, 46, 59.
Werner 68.
Wernicke 14.
Westphal 22, 50.
Wollenberg 4, 5, 42, 47, 48.

Zingerle 3, 4, 6, 10, 11, 18, 19, 20, 21, 22, 26, 27, 28, 29, 32, 42, 48, 49, 50, 53, 54, 55, 57, 60, 61, 62, 63, 64, 66, 67, 68.
Zucker 32, 62.
Zutt 10, 32.